गौ एवं भैंस पालन तथा चिकित्सा

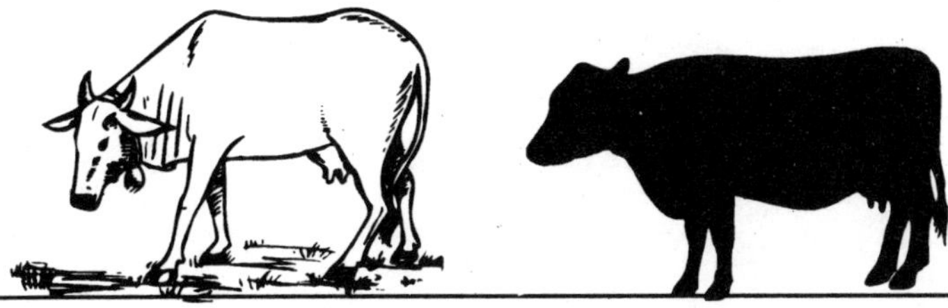

गौ एवं भैंस पालन तथा चिकित्सा

डा॰ किरण कुमारी
व्ही॰ए॰एस॰, रायगढ़ (छ॰ग॰)

डा॰ एस॰पी॰ तिवारी
प्रो॰ वेटनरी कॉलेज, दुर्ग (छ॰ग॰)

डा॰ एम॰के॰ गेन्दले
सहायक प्राध्यापक, वेटनरी कॉलेज, दुर्ग (छ॰ग॰)

डा॰ एस॰के॰ पाण्डेय
डायरेक्टर, पशु चिकित्सा सेवायें, रायपुर (छ॰ग॰)

SSPH

SATISH SERIAL PUBLISHING HOUSE
403, Express Tower, Commercial Complex, Azadpur, Delhi-110033 (India)
Phone : 011-27672852, Fax : 91-11-27672046
E-mail :info@satishserial.com, hkjain1975@yahoo.com
Website : www.satishserial.com

Published by :

SATISH SERIAL PUBLISHING HOUSE

403, Express Tower, Commercial Complex, Azadpur, Delhi-110033 (INDIA)
Phone : 011-27672852 Fax : 91-11-27672046
E-mail : info@satishserial.com, hkjain1975@yahoo.com

ISBN 978-93-81226-20-9

Typeset at: Harminder Singh Kharb *for* Laxmi Art Creation
Printed at: Salasar Imaging Systems, Delhi-110035

समर्पित

डा0 प्रभात कुमार मिश्रा

पशु चिकित्सक, दरभंगा, बिहार

जिनकी मदद के बिना यह पुस्तक

लिखना असंभव था

प्रस्तावना

हिन्दी भाषा में पशुपालन विज्ञान सम्बंधी तकनीकी पुस्तकों का अभाव है। कई राज्यों में स्नातक स्तरीय शिक्षा का माध्यम हिन्दी है। यह पुस्तक पशुपालकों तथा पशु चिकित्सा विज्ञान के विद्यार्थियों के लिए लिखी गई है। पशु चिकित्सा विज्ञान के तकनीकी शब्दों का विशुद्ध हिन्दी करने से पशुपालक विषय वस्तु को समझने में होने वाली कठिनाईयों को देखते हुए उन शब्दों को यथावत देवनागरी लिपि में लिख दिया गया है।

जैसा कि विदित है कि पशु विज्ञान के दो खण्ड हैं – पशुपालन एवं पशुचिकित्सा। इनको ध्यान में रखते हुए पुस्तक को दो खण्डों में विभक्त किया गया है। प्रथम खण्ड में पशुओं के नस्ल, आवास,आहार एवं प्रबंधन की जानकारी जबकि द्वितीय खण्ड में प्रमुख रोगों के निदान, प्राथमिक एवं विशिष्ट चिकित्सा दी गई है जिस कारण यह पुस्तक पशुपालक एवं पशुचिकित्सक के लिए भी लाभदायक है। अक्सर देखा गया है कि पशु विज्ञान के छात्र उत्तीर्ण होने के उपरांत सीधा स्वतंत्र रूप से पशु चिकित्सालय के प्रभारी बना दिये जाते हैं जिन्हें अल्प समय में पशु विज्ञान सम्बंधी निर्णय लेने होते हैं। उनके लिए ये पुस्तक उचित मार्गदर्शक बनेगी।

पुस्तक में व्यवहारिक ज्ञान का समावेश किया गया है तथापि इसकी पूर्ण जानकारी अभ्यासों के उपरांत होती है, लेकिन हमें पूर्ण विश्वास है कि यह पुस्तक व्यवहारिक ज्ञान से ओत–प्रोत है।

पुस्तक लिखने के दौरान प्रयास किया गया है, कि कोई त्रुटि न हो इसके उपरांत भी पुस्तक में छोटी–मोटी त्रुटि होना अवश्यमभावी है। अतः प्रबुद्ध पशु विज्ञान के छात्र एवं प्रगतिशील पशुपालक से त्रुटि का ध्यानाकर्षण में सहयोग अपेक्षित है।

पुस्तक के सम्पादन पर मैं हर्षपूर्वक धन्यवाद देती हूँ मेरे पति प्रभात कुमार मिश्रा एवं बेटे क्षितिज को जिनके सहयोग एवं धैर्य के बिना ये पुस्तक लिखना असंभव था। मैं अपने माता–पिता एवं शिक्षकगण को आभार व्यक्त करती हूँ जिन्होंने मुझे इस काबिल बनाया कि मैं ये पुस्तक की रचना कर सकी, साथ ही साथ मैं तेजराम देवांगन एवं सतीश सिरियल पब्लिशिंग हाऊस को शुक्रिया अदा करती हूँ जिन्होंने इस पुस्तक को इस रूप में लाया। अंत में मैं सर्वोपरि ईश्वर को धन्यवाद देती हूँ जिनकी असीम अनुकम्पा से यह पुस्तक प्रकाशित हो पायी।

डा॰ किरण कुमारी

परिचय

भारत एक कृषि प्रधान देश है। हमारे देश की लगभग 75–80 प्रतिशत जनसंख्या ग्रामीण क्षेत्रों में निवास करती है। हमारी कृषि में पशुओं का बहुत ही महत्वपूर्ण योगदान है। यथार्थ में भारत के परिपेक्ष्य में कृषि का तात्पर्य मिश्रित खेती से है जिसमें कृषक खेती के साथ–साथ पशुपालन से जुड़े हुए हैं। जनसंख्या तेज रफ्तार से बढ़ रही है, जिसके स्थिर होने में लगभग 50 वर्ष लगेगा। इस बीच प्रति व्यक्ति भूमि का आकार छोटा होता जायेगा। कृषक को खेती के साथ–साथ आय के अन्य स्रोत भी ढूंढ़ने पर मजबूर होना पड़ेगा, अर्थात् कृषक की निर्भरता पशुपालन पर बढ़ेगी।

पूर्व में लोग पशुपालन केवल अपनी आवश्यकता की पूर्ति करने के लिए किया करते थे, लेकिन धीरे–धीरे लोगों ने इसे पारंपरिक व्यवसाय बना लिया है। हम यदि विश्व के परिपेक्ष्य में देखें तो भारत में गाय एवं भैंसों की संख्या क्रमशः 185.18 एवं 97.92 मिलियन है जबकि विश्व में गाय एवं भैंसों की संख्या क्रमशः 995.88 एवं 180.70 मिलियन है अर्थात् हमारे पास विश्व के कुल गौवंश एवं भैंसवंश का 28.29 एवं 54.56 प्रतिशत है जबकि उत्पादन विश्व के उत्पादन की मात्र 16.23 प्रतिशत है। भारत में औसत प्रति जानवर उत्पादन 2.3 लीटर है। इसका कारण है कि हमने पशुपालन को पारंपरिक व्यवसाय तो बना लिया लेकिन हम अभी भी नित हो रही नई–नई तकनीकी खोज को अपने व्यवसाय में अपनाया नहीं करते। हम सारा दोष यहाँ की जलवायु को देते हैं। विदेशों में उत्पादन हमसे काफी अधिक है, यह सब कुशल प्रबंधन का चमत्कार है। हमारे यहाँ पशुपालक निम्न नस्ल की पशु पालते है या किसी के मार्गदर्शन में उच्च नस्ल का पशुपालन करते हैं, लेकिन उनके आवास एवं संतुलित आहार की व्यवस्था नहीं करते जिससे पशु मौसम के कुप्रभाव से तनावग्रस्त होकर औसत उत्पादन भी नहीं कर पाता है। इतना ही नहीं कुपोषण का शिकार होकर निर्बल एवं शक्तिहीन हो जाता है जिससे वह विभिन्न

तरह के रोगों से ग्रसित हो जाता है एवं कभी–कभी मृत्यु को प्राप्त करता है, जिससे पशुपालक को आर्थिक हानि उठानी पड़ती है।

पशुपालन से आर्थिक लाभ उठाने के लिए आवश्यकता है कि कृषक पशुपालन को नई तकनकी के साथ–साथ कुशल प्रबंधन को भी अपनाये। उदाहरण के लिए यदि मात्र एक कट्ठा जमीन बधान के लिए हो तथा साथ में आधा से एक एकड़ भूमि खेती लायक हो तो वैज्ञानिक ढंग से चारा उगाकर सालभर के लिए चारा प्राप्त कर कम लागत में दुग्ध उत्पादन कर सकते हैं। यदि 5 गायों का भी पालन वैज्ञानिक ढंग से किया जाये तो 10,000 से 20,000 रूपये मासिक लाभ कमाया जा सकता है। यह स्वरोजगार लाभकारी होने के साथ–साथ पूर्ण रूप से सुरक्षित भी है।

बीमा कम्पनियाँ पशु के मूल्य की 4.5 प्रतिशत राशि वार्षिक किस्त के रूप में लेकर उनका बीमा करती है जिससे कम्पनी पैसा देकर क्षतिपूर्ति करती है।

गौ एवं भैंस पालन के मूख्यतः 5 आधार है जिसे अपनाकर पशुपालक खुशहाल जीवन को चरितार्थ कर सकते हैं। ये आधार निम्न हैं:

1. नस्ल
2. देखभाल
3. आहार
4. प्रजनन
5. प्रमुख रोग से बचाव एवं चिकित्सा

विषय सूची

पशु पालन

पशु चिकित्सा

पशु पालन

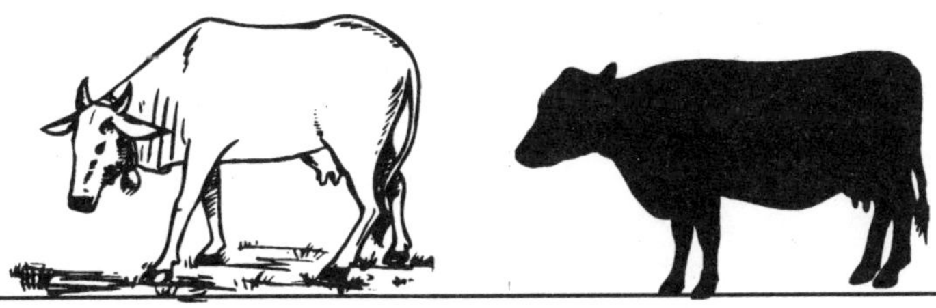

अध्याय 1

नस्ल

देश में अनेक प्रकार की देशी, विदेशी एवं संकर नस्ल की गायें उपलब्ध है। सभी की अलग–अलग विशेषतायें हैं। इनमें कोई दुधारू की श्रेणी में आती है तो कोई भारवाही में, कुछ नस्ल को द्वीकाजी की श्रेणी में रखा गया है। भारतीय नस्ल की गायें स्वभाव में मरखनी एवं दुग्ध उत्पादन की दृष्टि से निम्न कोटि की मानी जाती है जबकि विदेशी नस्ल की गायें यहाँ की जलवायु के अनुकूल अपना सामंजस्य नहीं बैठा पाती है और प्रतिकूल जलवायु में अपने उत्पादन के अनुरूप दुग्ध उत्पादन नहीं करती है। दुग्ध उत्पादन के दृष्टिकोण से ग्रामीण क्षेत्र में अच्छे नस्ल की देशी दुधारू गायें पालनी चाहिए। शहरी क्षेत्र में विदेशी नस्ल की दुधारू गायें भी पाली जा सकती है। दुधारू गायों की सारणी नीचे प्रस्तुत की जा रही है:

1. देशी नस्ल

अ. साहीवाल, ब. सिन्धी, स. गिर, द. देवनी, ई. थरपारकर, फ. हरियाणा।

2. विदेशी नस्ल

अ. जर्सी, ब. होल्सटेन फ्रीजियन, स. ब्राउनस्विस।

3. संकर नस्ल

अ. करनस्विस ब. करनफ्रीज स. सुनन्दनी

1. देशी नस्ल

अ. साहीवाल

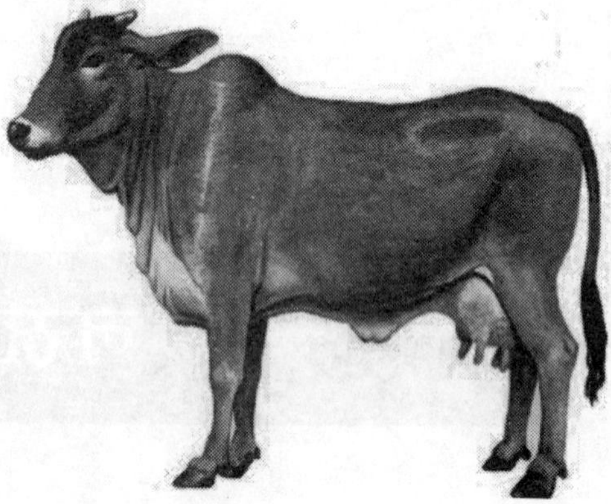

इसे लालो, मान्टगोमरी, मुल्तानी के नाम से भी जाना जाता है। यह भारत के विभिन्न प्रान्तों में जैसे दिल्ली, पंजाब, उत्तर प्रदेश, बिहार एवं मध्य प्रदेश आदि में प्रमुख रूप से पाली जाती है। यह भरे बदन की होती है। इसकी चमड़ी, सींग और पैर छोटा तथा चौड़ा माथा होता है। यह प्रायः लाल या गहरे भूरे रंग की होती है। माथे के ऊपर प्रायः सफेद धब्बा रहता है। नाभि लम्बी और लटकी होती है। आँखों के चारों तरफ सफेद घेरा रहता है। यह स्वभाव से सुस्त होती है। ढाई से साढ़े तीन वर्ष में दुग्ध देना आरम्भ करती है। एक ब्यांत में अधिकतम 4000–5000 लीटर उत्पादन की सूचना उपलब्ध है। इसके दुग्ध में वसा की मात्रा 4–6 प्रतिशत तक पाई जाती है।

ब. सिंधी

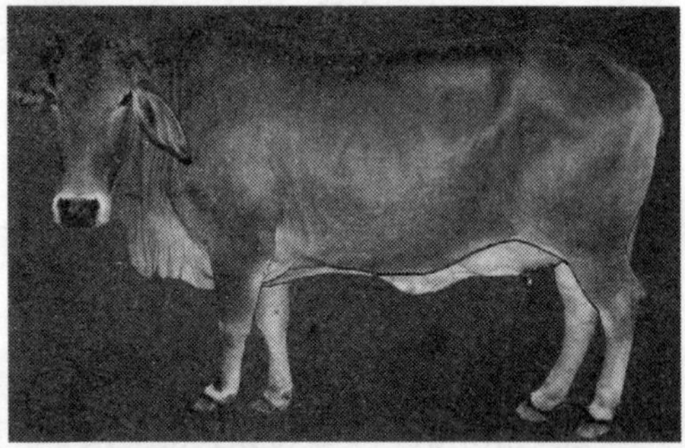

इसे रेड सिंधी, रेड करॉची के नाम से भी जाना जाता है। इसका आकार मध्यम, शरीर गठीला होता है, इसका रंग गहरा भूरा होता है एवं शरीर पर छोटे–छोटे बाल पाये जाते है। सींग सिर के पास मोटा, बाहर की ओर निकला हुआ होता है जिसका आखिरी छोर गोल होता है। इसका कुबड़ एवं गलकम्बल सुविकसित होता है, पैर छोटे और पूँछ लम्बी होती है। इसकी चमड़ी ढीली होती है। रोएं छोटे तथा चमकदार होते है। अयन मध्यम आकार का एवं थन छोटी–छोटी होती है। यह मृदुल स्वभाव की होती है। 30–43 माह से दुग्ध देना आरम्भ करती है। औसत दुग्ध उत्पादन 2,000 लीटर प्रति ब्याँत होता है जबकि अधिकतम दुग्ध उत्पादन 5,445 लीटर प्रति ब्याँत सूचित है। दुग्ध में वसा की मात्रा 4–5 प्रतिशत होती है।

स. गिर

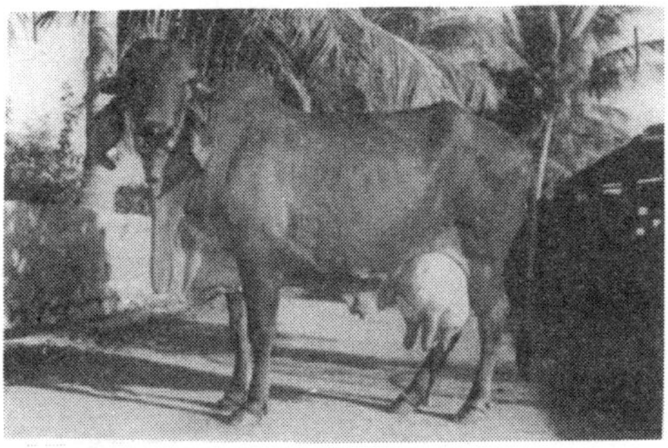

इसे काठियावाड़ी, सुरती एवं डेक्कन के नाम से भी जाना जाता है। इसका सिर लम्बा एवं अग्रसिर उभरा हुआ एवं पृष्ठ सिर समतल होता है। कान लम्बा एवं झूलता हुआ, सींग पीछे की ओर मुड़ते हुए ऊपर जाते है। इसका रंग लाल, काला या भूरापन लिये कत्थई होता है। शरीर पर विभिन्न रंग के धब्बे पाये जाते हैं। पूँछ लम्बी एवं पूँछ का गुच्छा काले रंग का होता है। 31 से 51 महीने में दुग्ध देना आरम्भ करती है। एक ब्याँत में 500–2,000 लीटर दूध देती है। अधिकतम दूध उत्पादन 3,000 लीटर प्रति ब्याँत सूचित है।

द. देवनी

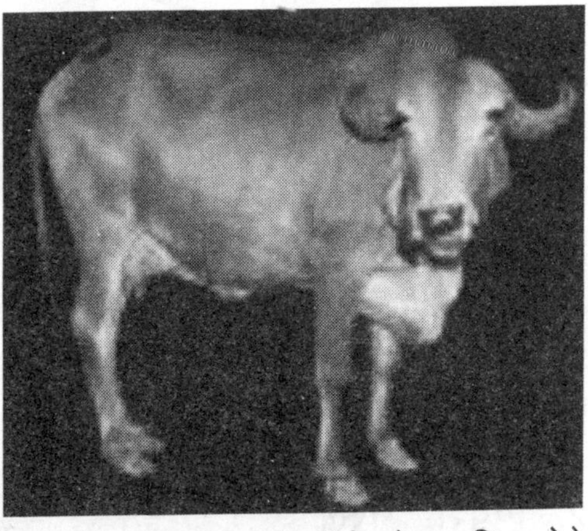

इसे डोंगरपट्टी के नाम से भी जाना जाता है। यह गिर से मिलती जुलती प्रजाति है लेकिन इसका अग्र सिरा उभरा होता है। सींग की खास विशेषता है कि वह बाहर एवं पीछे की ओर मुड़ा रहता है। यह काला–उजला या लाल–उजला अनियमित धब्बा लिये होती है। इसकी छाती गहरी, पसलियाँ उभरी हुई, पीठ सीधी, सुविकसित अयन, भारी गलकम्बल एवं लटकता हुआ मुतान होता है। कान के सिरे नोक रहित होते हैं। औसत दुग्ध उत्पादन एक ब्याँत में 1,000 लीटर होता है। कुशल प्रबन्धन की स्थिति में दुग्ध उत्पादन 1,800 लीटर तक प्रति ब्याँत होता है।

ई. थरपारकर

इसे थारी, उजला सिंधी या भूरा सिंधी भी कहते है। यह मध्यम आकर की होती है। शरीर मजबूत, पैर छोटा, सीधा एवं सुदृढ़, चाँद उभरा हुआ, कपाल उत्तल

एवं चौड़ा, सींग मध्यम बाहर की तरफ मुड़े और आगे की तरफ उठे हुए होते है। गलकम्बल मध्यम आकार, पीठ सीधी, पूँछ पतली एवं पूँछ का गुच्छा काला, सफेद या भूरा होता है। पीठ पर हल्की भूरी या सफेद लकीर होती है। कुछ गायें लाल या काली रंग की भी होती है। अयन सुविकसित एवं थन 3–4 इंच लम्बे होते है। कुबड़ एवं नाभि पट्टा विकसित होता है। अमूमन प्रति ब्यॉंत 2,000 लीटर दूध देती है जबकि अधिकतम 4500 लीटर तक देती है।

फ. हरियाणा

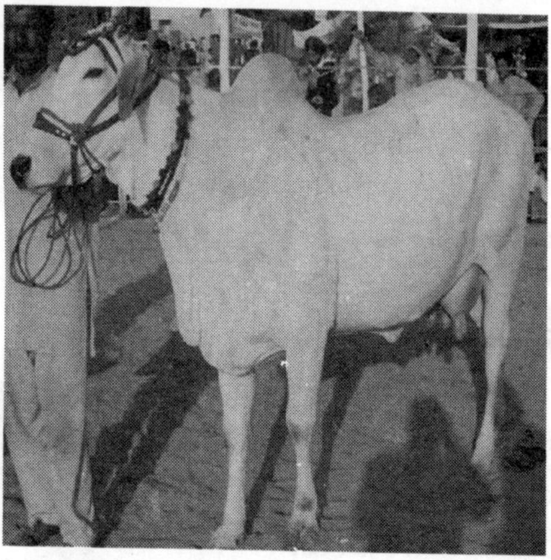

शरीर गठीला, मध्यम आकार का एवं पूर्ण ओजस्वी होता है। यह सफेद या भूरे रंग की होती है। सिर अपेक्षाकृत ऊँचा होता है। सींग छोटा, ऊपर एवं अन्दर की ओर मुड़े हुए गुठ्ठल होते है। मुँह लम्बा एवं पतला, कपाल चौड़ा एवं चाँद के पास उभरा हुआ होता है। कान छोटा, चर्म चिकनी एवं पतली होती है। मुतान छोटा, अयन सुविकसित एवं दूध की शिरायें मोटी–मोटी एवं टेढ़ी–मेढ़ी होती हैं। पैर मध्यम आकार के पतले एवं अपलस्थियाँ दूर–दूर स्थित होता है। पूँछ छोटी एवं आधार से सिरे की ओर पतली होती जाती है एवं मुश्किल से घुटने की जोड़ तक लटकती है। पूँछ का गुच्छा काला होता है। दूध का औसत उत्पादन 1,500 लीटर प्रति ब्यॉंत है जबकि एकल उत्पादन 3,200 लीटर तक मापा गया है।

2. विदेशी नस्ल

अ. जर्सी

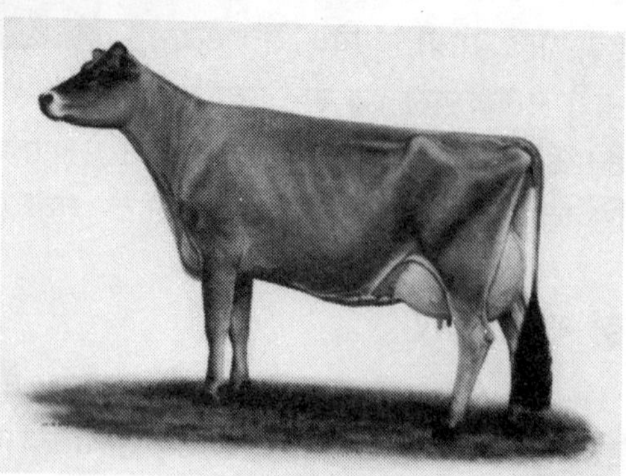

इंग्लैंड का न्यू जर्सी नामक द्वीप इसका जन्म स्थान है। इसका रंग हल्का लाल होता है जिस पर सफेद धब्बा भी होता है। यह मध्यम आकार की होती है। इसकी

पीठ सीधी, सुदृढ़, पुट्ठे समतल होते हैं। अयन बड़ा और थन मध्यम आकार का होता है। यह अपने आप को जलवायु के अनुकूल ढाल लेती है। बाछी 24–30 माह में गाय बन जाती है। प्रति ब्याँत दुग्ध उत्पादन 4,000 लीटर औसत है। इसका दूध अन्य विदेशी गायों की तुलना में अधिक पौष्टिक होता है।

ब. हॉल्स्टेन फ्रिजियन

इसकी उत्पत्ति हॉलैंड में हुई है। यह बड़े आकार की गाय है। गाय का औसत वजन 675 किलोग्राम होता है। रंग काला या काला उजला मिश्रित होता है। इसका सिर लम्बा, पतला एवं ग्रीवा पृष्ठ कुछ गोलीय होता है। पूँछ का गुच्छ सफेद होता है। यह शांत स्वभाव की होती है इसलिए पालन–पोषण करना आसान है। इसका औसत दुग्ध उत्पादन 6,000 लीटर है जबकि कुशल प्रबन्धन से 19,000 लीटर दुग्ध उत्पादन प्रति ब्याँत मापा गया है। इसके दूध में वसा की मात्रा 3.5 प्रतिशत एवं प्रोटीन की मात्रा 3.1 प्रतिशत होने के कारण यह कम पौष्टिक होता है। इसके लिए ठंडी जलवायु अनुकूल है। गर्म जलवायु में इसका उत्पादन काफी कम हो जाता है।

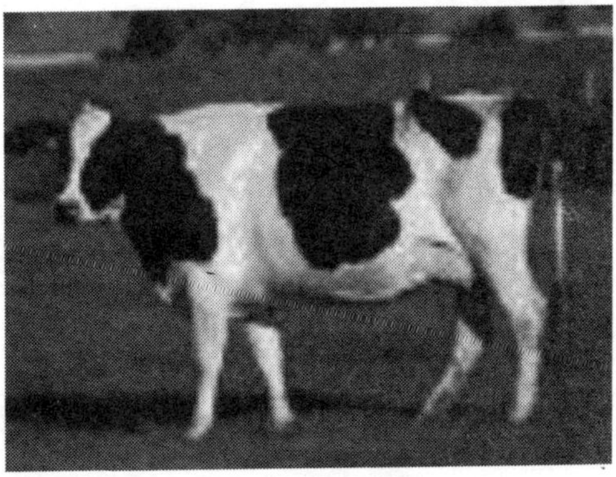

स. ब्राउन स्विस

इसकी उत्पत्ति स्विटजरलैंड में हुई है। यह बड़े आकार की नस्ल है जिसका वजन 600 किलोग्राम तक होता है। इसका रंग पीलापन लिए हुए भूरा होता है। यह काफी शांत स्वभाव की होती है। इसका शरीर अन्य दुधारू नस्ल की तरह त्रिकोण नहीं होता है। कूबड़ मध्यम आकार के होने के कारण इसका बाछा खेती के कार्यों के लिए उपयोगी होता है। यह गर्म जलवायु के लिए जर्सी से ज्यादा अनुकूल है। इसका सिर बड़ा, त्वचा

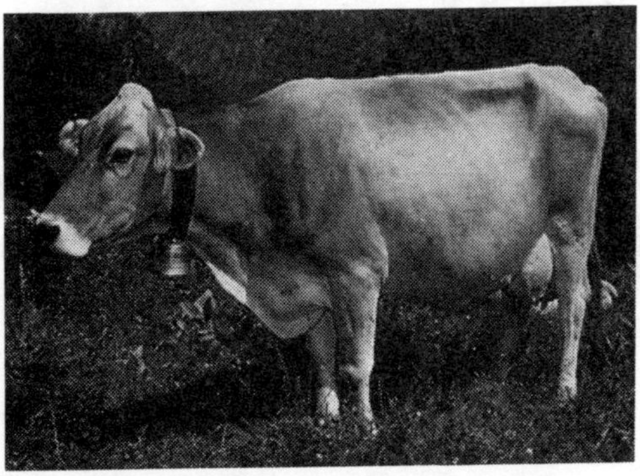

मोटी एवं ढीली होती है। इससे औसत प्रति ब्याँत 5,200 लीटर दूध का उत्पादन होता है।

3. संकर नस्ल

अ. कर्ण स्विस

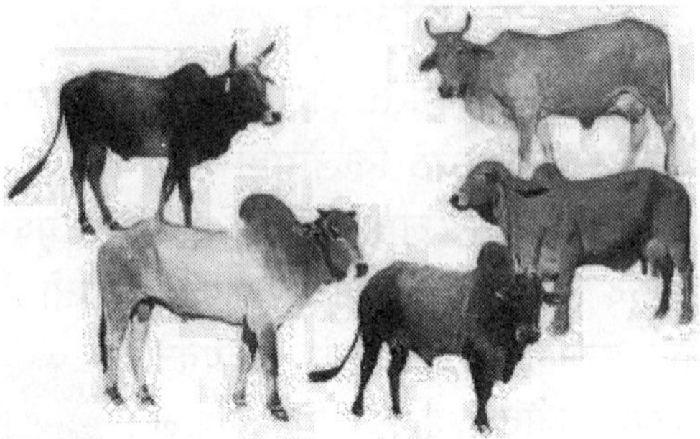

यह नस्ल एन.डी.आर.आई. करनाल, के द्वारा साहीवाल गाय को हिमिकृत ब्राउन स्विस सांड़ के वीर्य से मेल कराकर विकसित किया गया है। यह हल्के भूरे रंग से गहरे भूरे रंग का होता है। कान छोटा, ग्रीवा मध्यम आकार का होता है। कुबड़ नहीं पाया जाता है। नाभि पट्टा चुस्त से थोड़ा ढीला तक पाया जाता है। पूँछ की लम्बाई में विभिन्नता पाई जाती हैं। कुछ पशु में यह जमीन तक पहुँच जाता है। इसका औसत दूध उत्पादन 3,500 से 4,500 लीटर तक प्रति ब्याँत है। बाछी 30 महीने में गाय बन जाती है। इस नस्ल की गाय हमारे देश के हर क्षेत्र में पाली जा सकती है। इसके विसुखने का समय भी कम है। इस नस्ल की गाय से एक दिन में 43 लीटर दूध तक उत्पादन मापा गया है।

ब. कर्ण फ्रिज

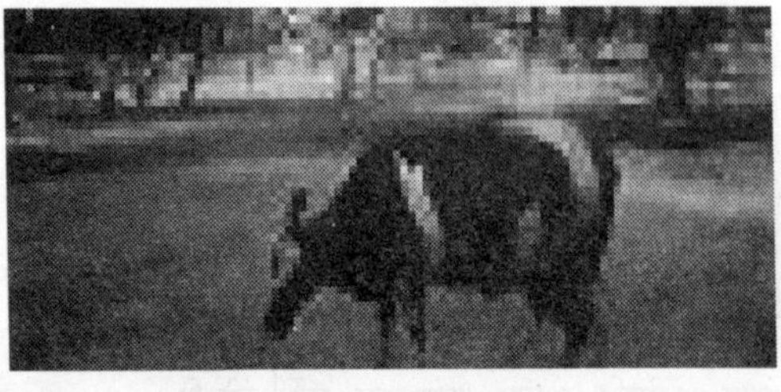

इस नस्ल की उत्पत्ति हॉल्स्टेन फ्रिजयन और साहीवाल के मेल से किया गया है।

स. सुनन्दनी

यह भारत के केरल राज्य में वहाँ के स्थानीय नस्ल का जर्सी, ब्राऊन स्विस तथा होलस्टेन फ्रिजियन से संकर कर फिर चुनाव विधि अपनाकर विकसित किया गया है। इस नस्ल का औसत दुग्धोत्पादन क्षमता 2,500 लीटर प्रति ब्याँत है। बछिया औसत 32.2 महीने की आयु में पहला बच्चा देती है तथा दो ब्याँत के बीच औसत 14–15 महीना लेती है। इसका शरीर सुगठित तथा अयन पूर्ण विकसित होता है। इस नस्ल को विकसित करने में कई नस्ल के व्यवहार होने से इसका रंग मोजैक जैसा होता है अर्थात् विभिन्न रंग धब्बे के रुप में दिखती है।

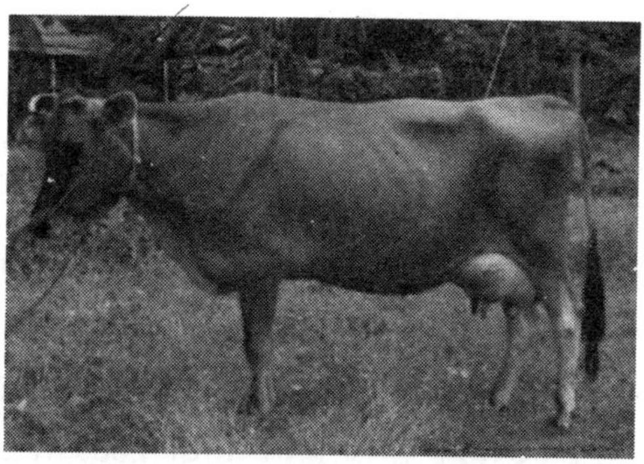

विश्व के भैंसों की आबादी का 50 प्रतिशत भैंस भारत में पायी जाती है जिसका योगदान भारत के कुल दुग्ध उत्पादन का 54 प्रतिशत है। औसत भैंस की दुग्ध उत्पादन क्षमता गाय से काफी अधिक होती है। बाजार में भैंस के दूध की कीमत गाय के दूध से अधिक होती है। अतः भैंस पालन आर्थिक दृष्टि से ज्यादा लाभकारी है। भारत में भैंस की उन्नत नस्लें पायी जाती है। हमारे देश के भिन्न–भिन्न क्षेत्रों में अलग–अलग नस्ल की भैंसे पायी जाती है। इसे निम्न सारणी द्वारा बताया गया है

अ. उत्तरी भारतीय एवं उत्तर पश्चिम भारतीय

1. मुर्रा
2. नीली रावी
3. कुण्डी
4. भादवारी
5. तराई

ब. मध्य भारतीय

1. नागपुरी
2. पंढारीपुरी
3. कालाहाण्डी
4. सम्बलपुरी
5. माण्डा

स. दक्षिण भारतीय

1. टोडा

द. पश्चिम भारतीय

1. सुरती
2. जाफरावादी
3. मेहसाना

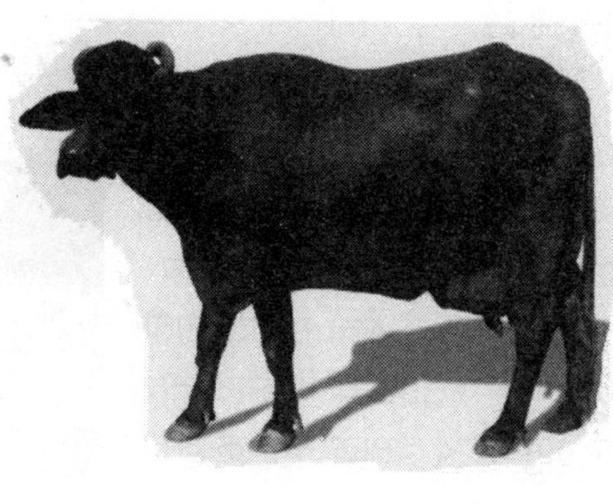

उपरोक्त में से कुछ नस्ल कम दुग्ध देती है। व्यवसायिक से कुछ चुनिंदा नस्ल ही पालने की राय दी जाती है जिनका विवरण निम्न है :

1. मुर्रा

इसे दिल्ली भैंस के नाम से भी जाना जाता है। इसका दिल्ली और

पंजाब गृह प्रदेश है लेकिन यह आज सारे भारत में पाई जाती है। इस नस्ल की भैंस, आकार में बड़ी, चौड़ी पीठ एव अपेक्षाकृत पतली ग्रीवा एवं सिर होता है। सींग छोटी चपटी एवं पीछे की ओर मुड़ी होती है जो ऊपर जाकर अन्दर की ओर वक्र होकर सर्पिल हो जाता है। थन पूर्ण विकसित एवं पूँछ लम्बी जिसका झब्बा उजला होता है। इसका कान छोटा एवं चौकन्ना होता है। पैर छोटा, सीधा एवं मजबूत होता है। इसका रंग काला होता है। कपाल में घना बाल होता है। इस नस्ल की भैंस का चमड़ा पतला, नरम और चिकना होता है। शरीर पर बाल काले एवं कम होते है। इसकी दूध देने की क्षमता 1,500 से 2,000 लीटर प्रति ब्याँत होती है जिसमें वसा की मात्रा लगभग 7 प्रतिशत पायी जाती है। दूध उत्पादन के दृष्टिकोण से यह उत्तम नस्ल की मानी जाती है।

2. नीली रावी

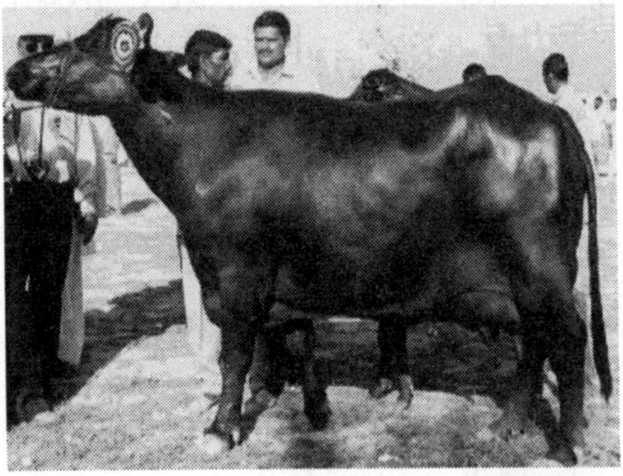

यह भारत में मुर्रा के बाद सबसे अच्छी नस्ल मानी जाती है। यह नस्ल पंजाब के फिरोजपुर क्षेत्र में मूल रूप से पाई जाती है। इस नस्ल की भैंस मध्यम आकार की होती है। इस नस्ल की भैंस का सिर बड़ा, कपाल के पास चौड़ा, आँख के पास धसा हुआ प्रोथ तक पतला होता चला जाता है जो इसे मुर्रा से अलग करता है। इसका सींग छोटा एवं वक्र होता है। इसका ग्रीवा पतला लम्बा एवं पूँछ का गुच्छ जमीन को छूता हुआ होता है। इस नस्ल की भैंस का रंग काला होता है। इसका औसतन दूध उत्पादन 1,600 लीटर प्रति ब्याँत होता है।

3. भादवारी

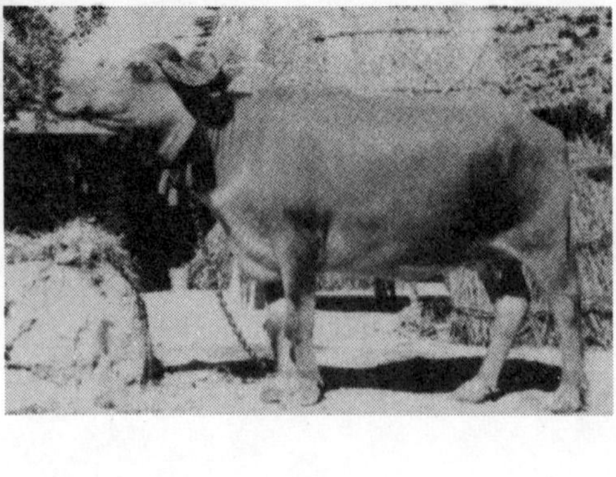

यह नस्ल आगरा जिले के भादवारी एवं इटावा तथा ग्वालियर के आस–पास के क्षेत्रों में पाई जाती है। इसके अलावा ये छिटपुट तौर पर जमुना एवं चम्बल नदी के क्षेत्रों

में पाई जाती है। इस नस्ल की भैंस मध्यम आकार की होती है। सिर छोटा एवं सींग के पास उभार लिये होता है। इसका रंग ताम्र जैसा होता है। ढोल छोटा, सुविकसित होता है। कपाल चौड़ा एवं मध्य में धसा हुआ होता है। इसका सिर अपेक्षाकृत पतला एवं नथुने खुले हुए होते है। आँखें उभरी हुई, सक्रिय एवं चमकीली होती है। अयन पूर्ण विकसित नहीं होता है लेकिन दुग्ध शिराएं मोटी होती है। थन मध्यम आकार एवं समान लम्बाई के होते है। दूध उत्पादन औसतन 2,000 लीटर प्रति ब्याँत होता है।

4. सूरती

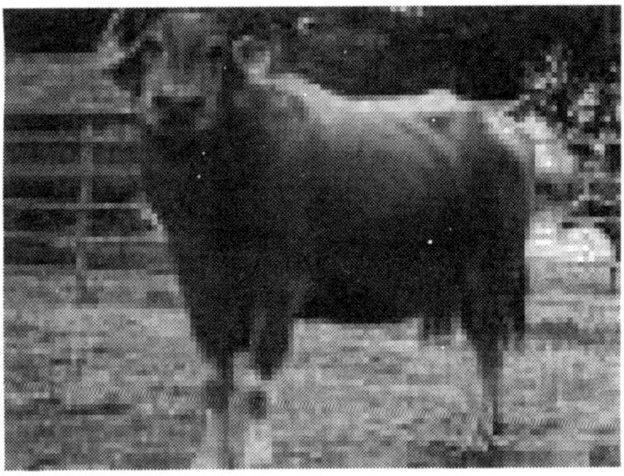

यह नस्ल मूल रूप से गुजरात के दक्षिण–पश्चिम भाग में पाई जाती है। इस नस्ल की उत्तम नस्ल आनन्द–नादयादी और बड़ोदा जिले में पाई जाती है। यह एक मध्यम आकार की एवं मृदुल स्वभाव की नस्ल है। इसका सिर लम्बा एवं चौड़ा, कपाल उभार लिये होता है एवं अन्त में नोक ऊपर की ओर मुड़ जाती है। पूँछ लम्बी एवं पतली होती है जिसका झब्बा अक्सर सफेद होता है। इसका रंग काला से भूरा तक होता है। ग्रीवा लम्बा, अयन सुविकसित एवं थन आयताकार में अवस्थित होता है। दूध उत्पादन 1,600 लीटर प्रति ब्याँत होता है। इसका अधिकतम उत्पादन 2,500 लीटर तक मापा गया है।

❑❑❑

अध्याय 2

पशु चयन

पशुपालन व्यवसाय में गाय या भैंस के दूध देने की क्षमता का बहुत महत्व है। बिना ऐबवाली अच्छी नस्ल के पशु खरीदने पर पशुपालक अधिक आर्थिक लाभ में रहेंगे। अतएव गाय, भैंस खरीदते समय निम्न बातों का ध्यान रखना चाहिए –

1. पशु नस्ल के अनुरूप होना चाहिए।
2. गाय सदैव पहली या दूसरी ब्याँत की खरीदना चाहिए क्योंकि दूसरे ब्याँत के बाद दूध धीरे–धीरे घटता जाता है। इसी प्रकार भैंस तीसरे ब्याँत में अधिकतम उत्पादन करती है। अतः भैंस भी नई खरीदना चाहिए।
3. गाय या भैंस का शरीर त्रिकोण आकार का होना चाहिए एवं पछाड़ी अधिक स्पष्ट होनी चाहिए। ऐसी गाय या भैंस की पहचान के लिए उसके आगे खड़े होने पर पशु का अगला हिस्सा पतला और पिछला हिस्सा चौड़ा दिखेगा।
4. शरीर की चमड़ी पतली एवं चिकनी होनी चाहिए।
5. पशु स्वभाव में मृदुल एवं उसमें मादापन की झलक होनी चाहिए।

6. अयन सुविकसित, थन बड़ी–बड़ी मोटी और उभरी हुई, दुग्ध शिराएं मोटी–मोटी और टेढ़ी–मेढ़ी होनी चाहिए। मोटी एवं उभरी हुई दुग्ध शिराएं उत्तम दुधारू पशु की पहचान है।
7. अयन गांठ रहित होना चाहिए एवं दूध दुहने के बाद थन को पूरी तरह सिकुड़ जाना चाहिए।

इसके अलावा चमकीली, बड़ी–बड़ी और सुन्दर आँखे, चौकन्ना कान, बड़े–बड़े खुले नथुने, चौड़ा थूथन, चौड़ा, सुदृढ़ जबड़ा एवं चौड़े कपोल, चौड़ी और गहरी छाती, दूर–दूर स्थित कन्ध, सीधी सुदृढ़ पीठ एवं कमर, चौड़ा और गहरा पेट एवं दूर–दूर स्थित बाहर की ओर फैली पर्शुकाएं, दूर–दूर स्थित अपलस्थियाँ, समतल पुट्ठे, बड़ा अयन जो आगे–पीछे और अलग–बगल की ओर फैला हो। ऐसे गुण वाली पशु का चयन करना चाहिए जो उत्तम पशु की पहचान है।

उत्तम पशु के चयन के लिए वैज्ञानिकों के द्वारा गुणांक पत्र विधि की अनुशंसा की गई है। गुणांक पत्र विधि में पशुओं के शरीर के अलग–अलग हिस्से के लिए अंक निर्धारित किया गया है। किसी खास पशु में सभी भाग में प्राप्त अंक को जोड़कर कुल प्राप्तांक के आधार पर ही पशुओं का चयन किया जाता है। निम्न भागों के लिए अंको का चयन इस प्रकार किया गया है –

1.	सामान्य स्वरूप	–	21	अंक
2.	गर्दन और सिर	–	8	अंक
3.	शरीर का अगला भाग	–	6	अंक
4.	धड़	–	14	अंक
5.	शरीर का पिछला भाग	–	15	अंक
6.	दुग्ध ग्रंथियों का विकास	–	36	अंक
	पूर्णांक	–	100	

1. सामान्य स्वरूप

गाय के सामान्य स्वरूप में गाय के नस्ल के अनुरूप लम्बाई, चौड़ाई और ऊँचाई देखी जाती है। गाय का स्वभाव सरल, रूप आकर्षक और देखने में मादा लक्षण झलकना चाहिए। त्वचा चमकीली होनी चाहिये। दुधारू गाय की चमड़ी पतली एवं नरम होती है। गाय का आकार तिकोना होना चाहिए। ऐसी गाय की

पहचान के लिए गाय के सामने खड़ा हो जायें, इससे गाय का अगला हिस्सा पिछले हिस्से के तुलना में पतला दिखेगा। शरीर के बाल छोटे–छोटे होने चाहिए। गाय की उम्र दाँत देखकर पता लगाना चाहिए एवं कम उम्र यानि नयी गाय पहली या दूसरी ब्याँत की होनी चाहिए क्योंकि गाय दूसरे ब्याँत में सबसे ज्यादा दूध देती है। उसके बाद धीरे–धीरे घटता जाता है। गाय के मुँह की निचली दाँत में आमतौर पर पहला स्थायी दाँत का जोड़ा पौने दो साल की उम्र में निकलता है। दूसरा जोड़ा ढाई साल में, तीसरा जोड़ा तीन साल के अन्त में और चौथा जोड़ा चौथे साल के अन्त में निकलता है। गाय के गर्भित एवं ब्याने का समय नियत हो। सुव्यवस्थित जोड़ा एवं अच्छी सुविकसित हड्डियाँ दुधारू पशुओं की निशानी है।

2. गर्दन और सिर

शरीर के अनुपात में मुँह, माथा एवं सींग नस्ल के अनुरूप होना चाहिए। गलकम्बल एवं अधरवक्ष पतला एवं अतिरिक्त वसारहित, गर्दन लंबी एवं पतली, आँखें बड़ी–बड़ी एवं चमकीली होनी चाहिए। कान चौकन्ना, चौड़ा मुँह, सुदृढ़ जबड़ा और मजबूत दाँत अधिक उत्पादकता का द्योतक होता है।

3. शरीर का अगला भाग

लम्बी, चपटी, उभरी हुई बड़ी–बड़ी पसलियाँ एवं उभरा हुआ तलपेट पशु के भीतरी अंगों का सुविकसित होना प्रकट करता है। वक्ष एवं हृदय का घेरा बड़ा होना चाहिए। पशुओं के सामने से देखने पर पशु का कंधा, स्कन्ध प्रदेश से चौड़ा दिखना चाहिए। पशु को बगल से देखने पर शरीर के अगले हिस्से की गहराई पिछले हिस्से से कम दिखनी चाहिए।

4. धड़

शरीर के घेरे का ठीक अनुपात धड़ की खूबी समझी जाती है। यह गहराई उस जगह पर धीरे–धीरे हल्की सी गोलाई में बदल जाती है जहाँ छाती और पेट मिलता है। यह जगह अगली टांगों से थोड़ी पीछे होती है। उसके बाद गहराई धीरे–धीरे उठती जाती है और अंत में अयन में मिल जाती है। गाय की स्कंध संधि कुल्हे तक समतल होना चाहिये उसके बाद पुच्छमूल तक थोड़ा सा ढलान होना चाहिए।

5. शरीर का पिछला हिस्सा

अपलस्थि एक दूसरे से दूर–दूर होना चाहिए जिससे ब्याने के समय कष्ट कम होगा। हुक अस्थियाँ के मध्य में अधिक फासला होना चाहिए जो गाय के गर्भाशय विकसित होने का द्योतक है जिससे ब्याने के समय बच्चे के उलझने की सम्भावना कम होती है। पिछला पैर आगे का रूख किये होना चाहिए। खुर संधि छोटा, जोड़ ढला हुआ होना चाहिए। प्रजनन अंग के नीचे का जगह ज्यादा चौड़ी, उभरी तथा चमकीली होनी चाहिए। इसे लोग दूध का दर्पण या आइना भी कहते हैं।

6. दुग्ध ग्रन्थियों का विकास

चिकना, लचीला, सुविकसित, थनदार, बड़ा अयन होना चाहिए। अयन के दोनों तरफ एक प्रकार की शिरायें होती हैं, जिन्हें दूध शिरा कहते हैं। यह जितनी उभरी हुई टेढ़ी–मेढ़ी होगी गाय उतनी ही दुधारू होगी। दूध दुहने के बाद अयन को पूरी तरह सिकुड़ जाना चाहिए। चारों थन की दूरी और आकार बराबर होनी चाहिए। बगल से देखने पर अयन पिछले दोनो पाँव से आगे दिखना चाहिए। गाँठरहित मुलायम अयन यह प्रकट करता है कि अयन रोगाणुओं से रहित है। अतः अधिक दूध उत्पादन होगा।

उपरोक्त प्राप्तांक का योगफल (पूर्णांक) के आधार पर अति उत्तम, उत्तम, औसत एवं बेकार (खराब) गायों का निर्धारण किया जाता है।

अति उत्तम – 90–100 अंक

उत्तम – 85–89 अंक

औसत – 65–84 अंक

बेकार – 0–64 अंक

अतः गुणांक पत्र विधि द्वारा पशुपालक उमदा पशुओं का चयन कर लाभान्वित होंगे।

□□□

अध्याय 3

पशुशाला निर्माण

गाय या भैंस पालन के लिए पशुशाला का होना आवश्यक है जहाँ पशु का बचाव धूप, वर्षा, जाड़े जैसे प्रतिकूल मौसम से हो सके। इसे आम बोल–चाल की भाषा में बथान या खटाल कहते हैं। भारतीय पशु पालक की आर्थिक स्थिति निम्न होने के कारण वह कच्चे और फूस के मकानों में या खुले आसमान के नीचे पशुओं को रखकर पशुपालन करते हैं जिसका पशु के स्वास्थ्य पर बुरा असर पड़ता है।

गरीबी होने के बावजूद भी पशु के स्वास्थ्य को उत्तम रखने के लिए पशुशाला को व्यवस्थित ढंग से निर्माण करना आवश्यक है। पशुशाला निर्माण स्थल का चुनाव करते समय नीचे वर्णित बातों का विशेष ध्यान रखना चाहिए–

क. पशुशाला ऊँची जगह पर हो जिससे वर्षा के मौसम में जल जमाव की समस्या नहीं हो, साथ ही जल एवं मल मूत्र की निकासी सरलता से हो।

ख. पशुशाला की जगह पर बलुआही मिट्टी हो।

ग. हवा, रोशनी, पानी एवं बिजली सुगमता से प्रचुर मात्रा में उपलब्ध हो।

घ. सस्ते दर पर ईमानदार मजदूर आसपास उपलब्ध हो।

ड. स्थान शहर के निकट हो या मुख्य सड़क के आसपास हो ताकि दूध की बिक्री में कठिनाई नहीं हो।

च. आसपास में पशु आहार के अवयव सस्ते दर पर उपलब्ध हो।

छ. जंगली पशु की आशंका वाले क्षेत्र में पशुशाला का निर्माण नहीं करना चाहिए।

ज. पशुशाला शांत एवं शुद्ध वातावरण क्षेत्र में हो।

पशुशाला का निर्माण पशु की संख्या पर विचार करने के उपरांत ही करना चाहिए।

मुख्यतः पशुशाला दो प्रकार की होती है

1. खुला आवासीय व्यवस्था।
2. व्यवस्थित आवासीय व्यवस्था।

1. खुला आवासीय व्यवस्था

इस व्यवस्था में दूध दुहने एवं इलाज के दौरान ही पशु को मकान में बांध कर रखते है। इसके बाद पशु खुला रखा जाता है। इसकी लागत कम होने के कारण यह काफी प्रचलित है। इस व्यवस्था में प्रति गाय 20–30 वर्ग फीट छतदार पशुशाला का निर्माण किया जाता है जबकि इसी से जुड़ा 80–100 वर्ग फीट प्रति पशु खुला जमीन रखा जाता है।

खुला आवासीय व्यवस्था की निम्न विशेषताएं हैं –

1. इसका निर्माण व्यवस्थित आवासीय व्यवस्था से काफी कम लागत में हो जाता है।
2. इसमें पशु की संख्या में वृद्धि होने पर विस्तार करने में अधिक परिवर्तन की आवश्यकता नहीं होती है।
3. पशु की मदकाल की पहचान आसानी से हो जाती है।
4. पशु अपने को स्वतंत्र समझता है जिससे कम ही चरी पर पशु उत्तम उत्पादन देती है।

5. पशु का स्वतः पर्याप्त व्यायाम हो जाता है जो स्वभाव एवं उत्पादन दोनों के लिए लाभदायक है।

कुल मिलाकर यह कुशल प्रबन्धन में सहायक है। इसमें गाय–भैंस के बथान के अलावा पाड़ा–पाड़ी, बाछा–बाछी के लिए अलग से आवास की व्यवस्था की जाती है। साथ ही प्रसव गृह एवं भंडार गृह का निर्माण कराया जाता है।

वयस्क पशु गृह

पशुशाला तीन तरफ से 5 फीट ऊँची दीवार से घिरा होना चाहिए। नाद की लम्बाई प्रति पशु दो से ढाई फीट होनी चाहिए। नाद के सामानान्तर 10 ईंच चौड़ी जल की नाली का निर्माण करना चाहिए ताकि पशु को सदैव स्वच्छ जल की आपूर्ति हो सके। इस व्यवस्था में खाने के दौरान आहार की क्षति कम होती है। नाद से सटा 5 फीट चौड़ी पशु के खड़ा होने की जगह को खरंजा करा देते है जो छतदार होता है। इसके जमीन में पीछे की ओर ढलान होता है। इसके पीछे खुली जगह प्रति पशु के दर से रहता है। खुली जगह को 5 फीट ऊँची दीवार से घेर कर एक दरवाजा लगा दिया जाता है। नाद का निर्माण इस तरह से किया जाता है कि पशु खाते समय उत्तर की ओर रूख किये रहे। इससे जाड़े की ऋतु में ठंडी हवा से पशु अपना बचाव बैठकर कर सकता है।

अवयस्क पशु का गृह

वयस्क पशु के गृह के एक ओर शिशु पशु का गृह का निर्माण किया जाता है। प्रत्येक शिशु पर 15–20 वर्ग फीट खरंजा किया हुआ क्षेत्रफल के आधार पर निर्माण करते हैं। इससे जुड़ा 50–60 वर्ग फीट प्रति पशु छतहीन ईंट से खरंजा किया हुआ खुला जगह चाहरदीवारी किया हुआ रहता है जिसमें शिशु पशु मुक्त विचरण कर सके। पशुशाला के जमीन का निर्माण आर्थिक दृष्टिकोण को ध्यान में रखते हुए कंक्रीट या ईंट से कराते हैं लेकिन इसमें ढाल प्रति 10 फीट पर एक ईंच रखते हैं जिससे साफ–सफाई करने में आसानी हो। जमीन खुरदुरा होना चाहिए ताकि पशु फिसले नहीं एवं नाला ढका होना चाहिए। छत का निर्माण सीमेन्ट की नालीदार चादर से किया जा सकता है। कंक्रीट छत के निर्माण में लागत काफी बढ़ जाती है।

2. व्यवस्थित आवासीय व्यवस्था

आज कल व्यवस्थित आवासीय व्यवस्था के आधार पर पशुशाला का निर्माण निरंतर कम हो रहा है क्योंकि इसकी लागत अत्यधिक होती है जबकि इससे निर्मित पशुशाला पशु को प्रतिकूल मौसम में अपेक्षाकृत अधिक सुरक्षा प्रदान करता है। यदि पशुपालक की आर्थिक स्थिति सुदृढ़ हो तो इस प्रकार की पशुशाला के निर्माण की अनुशंसा की जाती है।

इस प्रकार की पशुशाला को विन्यास के आधार पर मुख्यतः दो पद्धतियों में रखकर पाले जाने का विधान है–

क. एक पंक्ति–पद्धति वाली पशुशाला।

ख. दो पंक्ति–पद्धति वाली पशुशाला ।

10 से कम पशु होने पर एक पंक्ति पद्धति वाली पशुशाला बनाना चाहिए एवं 10 से अधिक पशु होने पर दो पंक्ति पद्धति वाली पशुशाला का निर्माण करना चाहिए। 100 से अधिक संख्या होने पर एक से अधिक अर्थात् दो पशुशाला का निर्माण करना चाहिए। एक पंक्ति वाली पशुशाला का आकार जगह के अनुसार अंग्रेजी के वर्णमाला 'B', 'I', 'L', 'E' एवं 'U' तरह का निर्माण करते हैं जिसमें 'I' आकार सर्वाधिक प्रचलन में है। दो पंक्ति पद्धति वाली पशुशाला में पशुओं को निम्न प्रकार में रखा जाता है– 1. मुँह के सामने मुँह पद्धति 2. पूँछ के सामने पूँछ पद्धति।

1. मुँह के सामने मुँह पद्धति

इस पद्धति में पशु इस प्रकार बाँधा जाता है कि उनके मुँह आमने–सामने रहता है। इससे निरीक्षण करने वाले को पशु आकर्षक लगता है। पशु एक दूसरे को देखकर अच्छा महसूस करता है। चारा दाना देने में सुविधा होती है। पशु के पीछे वाले हिस्से पर सूर्य का सीधा प्रकाश पड़ता है जहाँ इसकी आवश्यकता होती है। इसमें कम स्थान की आवश्यकता होती है। इस पद्धति में दोष यह है कि मुँह आमने–सामने होने से पशुओं में होने वाले श्वसन संबंधी संक्रमण का प्रसार तीव्र होता है। गोबर और मूत्र से पशुशाला की दीवार गन्दी हो जाती है। दूध दूहते समय दूध दुहने वालों का निरीक्षण कठिन हो जाता है। पशु परस्पर लड़ने का प्रयास करते है। इसके निर्माण की विस्तृत जानकारी निम्न प्रकार है–

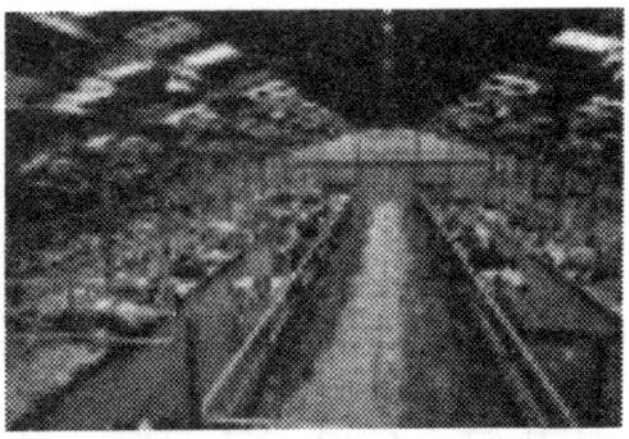

1. चारा डालने का मार्ग – 4 फीट
2. नाद की चौड़ाई – 2–2 फीट
3. खड़ा होने का स्थान – 4–4 फीट
4. गोबर और पेशाब की नाली – 2–2 फीट

कुल चोड़ाई – 2+2+4+2+4+2+4+2+2=24 फीट

2. पूँछ के सामने पूँछ पद्धति

पशुओं को इस प्रकार रखा जाता है कि दोनों पंक्ति के पशुओं की पूँछ आमने–सामने हो अर्थात् दोनों पंक्ति पशुओं का मुँह पशुशाला से बाहर की ओर रूख किये रहे।

इस पद्धति में मजदूर द्वारा पशुओं के देख–रेख में लगाया गया समय काफी कम होता है अर्थात् मजदूर की संख्या में कमी होती है। समान्यतः पशुओं की देखभाल में पिछले हिस्से में अगले हिस्से से चौगुना समय व्यतीत होता है जिससे कम मजदूर में सारा कार्य सम्पन्न हो जाता है। इसमें गोबर पेशाब की नालियों के पीछे बीच का रास्ता चौड़ा होता है जिसके कारण गाय की दुहाई एवं गोबर मूत्र हटाने में आसानी होती है। पशु अपेक्षाकृत स्वच्छ हवा ग्रहण करता है। एक व्यवस्थापक द्वारा दूध निकालने की अवधि में दोनों ओर का निरीक्षण होता है।

इस पद्धति में दोष यह है कि चारा एक साथ दोनों पंक्ति में नहीं दिया जा सकता है। इसमें मुँह पद्धति से अधिक चौड़ी जमीन की आवश्यकता होती है। गोबर एवं पेशाब की नालियों में सूर्य का प्रकाश नहीं पड़ता है जिससे साफ–सफाई प्रभावित होती है साथ ही दुग्ध निकालने में प्रकाश की कमी प्रतीत होती है।

इस पद्धति के निर्माण का विस्तार निम्नांकित है–

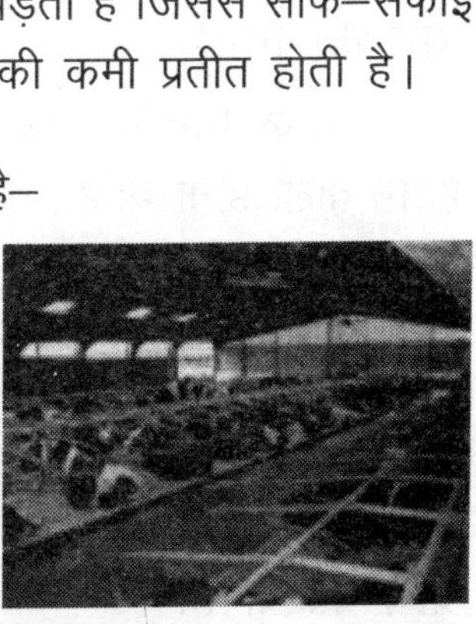

1. चारा डालने का रास्ता – 4–4 फीट
2. नाद की चौड़ाई – 2–2 फीट
3. खड़ा होने का स्थल – 4–4 फीट
4. गोबर एवं मूत्र की नालियां – 2–2 फीट
5. बीच का रास्ता – 4 फीट

इस प्रकार पशुशाला की कुल चौड़ाई = 4+2+4+2+4+2+4+2+4=28 फीट

पशुशाला के फर्श का निर्माण

पशुशाला के अन्दर फर्श का निर्माण ईंट एवं सीमेंट से बनाया जा सकता है जिससे साफ करने में आसानी हो। फर्श पर प्लास्टर एवं पन्ना नहीं चढ़ाना चाहिए अन्यथा पशु फिसल कर क्षतिग्रस्त हो सकता है। वैसे कंक्रीट से निर्मित फर्श उत्तम होता है। फर्श की ढाल 10 फीट पर 1 इंच रखना चाहिए।

पशुशाला के दीवार का निर्माण

पशुशाला के अन्दर की दीवार चिकनी एवं कठोर होनी चाहिए ताकि उसमें धूल कण एवं अन्य गंदगी नहीं जमें। दीवाल के कोण गोलीय होना चाहिए। बाहरी दीवार की ऊँचाई 4–5 फीट रखी जाती है। छत के आधार के लिए 8–10 फीट ऊँची स्तम्भ बनाया जाता है, जिससे पशुशाला में पर्याप्त मात्रा में हवा एवं प्रकाश मिलता रहे।

पशुशाला की छत

पशुशाला की छत नलीदार सीमेंट/एस्वेस्टस की चादर से बनाया जा सकता है। नलीदार लोहे की चादर से बनी छत में पशुशाला के तापमान में अत्यधिक बदलाव आता है एवं पशु तनाव में आ जाता है। यदि लोहे का चादर प्रयोग में लाया जाये तो चादर को बाहर से एल्यूमिनियम रंग से रंग कर एवं अन्दर से लकड़ी के द्वारा तापरोधी बनाकर लक्ष्य की प्राप्ति की जा सकती है। छत की ऊँचाई बाहर की ओर 8 फीट एवं केन्द्र में 15 फीट रखना श्रेयकर है।

नाद का निर्माण

नाद का निर्माण सदैव सीमेंट एवं कंक्रीट से करना चाहिए। नाद का विभाजन हटाने वाला होना चाहिए ताकि साफ–सफाई में सुविधा होगी साथ ही इस प्रकार नाद काफी अधिक टिकाऊ होता है। नाद पीछे की ओर से 2.5 से 3 फीट ऊँचा होना चाहिए तथा आगे अर्थात् गाय जिधर से आहार ग्रहण करेगी उसकी ऊँचाई 1 फीट 4'' या 6'' से 9'' रखा जा सकता है। कम अग्र ऊँचाई वाले नाद में आहार की बर्बादी कम होती है। नाद की चौड़ाई 2 फीट रखी जाती है।

बीच का रास्ता

यदि पशुशाला के निर्माण में जगह का अभाव नहीं हो तो मुँह से मुँह पद्धति की पशुशाला में बीच का रास्ता 4–5 फीट एवं पूँछ से पूँछ पद्धति की पशुशाला में

5–6 फीट उत्तम होगा। जगह का अभाव हो तो 4 फीट रखने से लक्ष्य की प्राप्ति हो जायेगी। रास्ता का ढाल केन्द्र से किनारे की ओर 1 ईंच रखते हैं।

गोबर मूत्र की नाली

गोबर मूत्र की नाली की चौड़ाई पर्याप्त होना चाहिए ताकि सम्पूर्ण गोबर एवं मूत्र की निकासी सरलता से हो एवं आसानी से साफ–सफाई किया जा सके। नाली की ढाल पशु से दूर वाले छोर की ओर 1 ईंच होना चाहिए।

पशुशाला का दरवाजा

एक पंक्ति पद्धति वाले पशुशाला में दरवाजा की चौड़ाई 5 फीट, दो पंक्ति वाली पशुशाला में 8–9 फीट एवं ऊँचाई दोनों पद्धति में 7 फीट से कम नहीं होना चाहिए।

दरवाजा इस तरह से लगा होना चाहिए कि पूर्ण खुले रहने की स्थिति में दरवाजा बाहरी दीवार के समानान्तर रहे।

पशुशाला में इसके अलावा निम्न भवन का निर्माण भी आवश्यक है–

1. प्रसव गृह
2. विलगाव गृह
3. अवयस्क पशु गृह

1. प्रसव गृह

प्रसव के दौरान पशु को पशुशाला में रखना सुरक्षित एवं स्वास्थ्यकर नहीं है। इससे दुग्ध कीटाणु से दूषित हो जाता है तथा संक्रामक रोग जैसे छूत से होने वाला गर्भपात का फैलाव हो जाता है। अतः प्रसव गृह का निर्माण आवश्यक है। इसका क्षेत्रफल 100 से 150 वर्ग फीट रखा जाता है। चारों ओर से दीवाल होता है जिसमें एक दरवाजा होता है। इसमें पर्याप्त रोशनदान होना चाहिए। प्रसव के समय नरम विछाली की व्यवस्था कर दी जाती है। वैसे प्रतिकूल मौसम छोड़कर घासयुक्त खुली जगह प्रसव के लिए उपयुक्त मानी जाती है।

2. विलगाव कमरा

संक्रामक रोग से ग्रसित पशु को अन्य पशु से अलग रख कर चिकित्सा की जाती है जिसके लिए विलगाव कमरा की आवश्यकता होती है। इस कमरे का

क्षेत्रफल 150 वर्ग फीट आदर्श माना गया है। विलगाव कमरा अन्य भवन से कुछ हटकर निर्माण करवाते हैं। प्रत्येक विलगाव कमरा का अपना निकासी एवं निस्तारन की व्यवस्था होनी चाहिए।

3. अवयस्क पशुओं का गृह

अवयस्क पशु को उम्र एवं लिंग के आधार पर तीन भाग में विभाजित करते हैं।

1. एक वर्ष से कम आयु के पशु
2. एक वर्ष से अधिक आयु के नर पशु
3. एक वर्ष से अधिक आयु के मादा पशु

अवयस्क पशु के तीनों झुण्डों को अलग–अलग रखने के लिए भवन का निर्माण करते हैं। अवयस्क पशु को यथासम्भव वयस्क पशु के पशुशाला के नजदीक रखते हैं। एक वर्ष से कम आयु के पशु को पुनः तीन झुण्डों में विभक्त करना लाभदायक है।

क. तीन माह से कम उम्र

ख. 3–6 माह तक

ग. 6–12 माह तक

तीन माह तक के लिए प्रति पशु 25 वर्ग फीट, 3 से 6 माह तक के लिए 30 वर्ग फीट, 6–12 माह तक 40 वर्ग फीट एवं एक वर्ष से अधिक के लिए 50 वर्ग फीट स्थल की आवश्यकता होती है। अवयस्क पशु के गृह से जुड़ा छतहीन चाहरदीवारी से घिरा प्रति पशु 100 वर्ग फीट की भूमि व्यायाम के लिए अवश्य होनी चाहिए।

अवयस्क पशुओं के गृह में भी नाद (जल एवं आहार) गोबर मूत्र की नाली, बीच का रास्ता का निर्माण अवश्य करानी चाहिए।

□□□

अध्याय 4

पशु आहार

पशुओं को खिलाये जाने वाले खाद्य पदार्थ को दो भागों में विभक्त किया गया है।

1. चारा 2. रातिब (दाना)

1. चारा

ये वह खाद्य पदार्थ है जिसमें कठोरता से पचने योग्य तन्तु (क्रूड फाईबर) 18 प्रतिशत से अधिक पाया जाता है एवं कुल पाच्य ऊर्जा (टी.डी.एन.) 60 प्रतिशत से कम पाया जाता है। इससे पशु का पेट भरता है जिससे पशु अन्य हानिकारक पदार्थ नहीं खाता है। चारा, आहार में होना अतिआवश्यक है क्योंकि यह पशु के रूमेन को शक्ति प्रदान करता है। यह रेचक का कार्य करता है। इससे पशुओं के जीवन निर्वाह की आवश्यकता की पूर्ति होती है।

चारा में उपस्थिति नमी के आधार पर दो भागों में विभक्त किया गया है–

क. सूखा चारा

ख. हरा चारा

क. सूखा चारा

चारा जिसमें नमी की मात्रा 10–15 प्रतिशत होता है उसे सूखा चारा कहते हैं। सूखा चारा पुनः बनाने के तरीका एवं उपस्थित तत्व के आधार पर दो भागों में बाँटा गया है –

च. हे

छ. भूसा

च. हे–

हरे चारे से नमी की मात्रा को घटाकर संरक्षित कर 'हे' बनाया जाता है। इसमें नमी को घटाकर 15–20 प्रतिशत तक लाया जाता है जिससे पौधे एवं सूक्ष्मजीव एन्जाइम की क्रिया सुसुप्त हो जाती है। 'हे' एक ऐसा सूखा चारा है जिसमें जल की मात्रा 15–20 प्रतिशत और पोषक तत्व की मात्रा उस फसल की अपेक्षा विशेष होती है जिस फसल से बनाया जाता है।

जिस प्रकार की फसल से 'हे' बनाया जाता है उसी प्रकार की श्रेणी की 'हे' कही जाती है–

1. फलीदार 'हे'

यह फलीदार हरा चारा जैसे लूसर्न से बनाया जाता है। इसमें पाचक तत्व की मात्रा अपेक्षाकृत अधिक पायी जाती है।

2. बेफलीदार 'हे'

यह घास से बनायी जाती है। इसमें पाचक तत्व की मात्रा अपेक्षाकृत कम पायी जाती है। यह कम रूचिकर एवं इसमें कम प्रोटीन, खनिज लवण एवं विटामिन्स पाया जाता है।

छ. भूसा

भूसा में सभी खाद्य वस्तुओं से सबसे कम प्रोटीन एवं सबसे अधिक कठोरता से पचने वाले तन्तु पाये जाते हैं। इसमें अल्प मात्रा में कैल्शियम, फॉस्फोरस एवं सुक्ष्म खनिज लवण पाये जाते हैं जबकि इसमें सिलिका अधिक मात्रा में पाया जाता है। इसमें पचनीय प्रोटीन की मात्रा व्यवहारिक तौर पर नहीं पाया जाता है। इसमें

कुल पचनीय तत्व 40 प्रतिशत पाया जाता है। भारत में भूसा के साथ 1–2 किलो दाना मिलाकर पशु की जीवन निर्वाह आवश्यकता की पूर्ति की जाने की चलन है।

ख. हरा चारा

चारा जिसमें नमी की मात्रा 60–90 प्रतिशत हो, हरा चारा कहलाता है। पशुओं में हरे चारे का विशेष महत्व है। यह अत्यधिक स्वादिष्ट होने के साथ भूख बढ़ाने वाला होता है। इसमें पोषक तत्व जैसे प्रोटीन, खनिज लवण और विटामिन प्रचुर मात्रा में पाया जाता है।

हरा चारा प्राप्ति के आधार पर पाँच भागों में बाँटा गया है–

1. चारागाह
2. उत्पादित चारा
3. पेड़ की पत्तियाँ
4. जड़ीय फसल
5. साइलेज

1. चारागाह

पशुओं को हरे चारे की उपलब्धता के लिए चारागाह सबसे सुलभ और सस्ता साधन है। पशुओं को प्रतिदिन खुली चारागाह में चंराने से जीवन निर्वाह के लिए आवश्यक पोषक तत्वों की पूर्ति हो जाती है साथ ही आवश्यक व्यायाम भी हो जाता है। पशु अपनी इच्छानुसार हरी घास एवं जड़ी–बूटियां खा लेता है। कोमल तेजी से बढ़ने वाले घास में अधिक प्रोटीन पाया जाता है एवं यह अधिक रूचिकर होता है।

2. उत्पादित चारा

जनसंख्या बढ़ने से चारागाह धीरे–धीरे कम हो रहा है। साथ ही पूरे वर्ष पशु को चारागाह से आवश्यकता अनुसार चारा नहीं मिलने के कारण उत्पादित चारा का महत्व बढ़ गया है। उत्पादित चारा खिलाकर पशुओं से सस्ते दरों पर उत्पादन प्राप्त किया जा सकता है। पोषक तत्व के आधार पर उत्पादित चारे को दो भागों में विभक्त किया गया है –

क. फलीदार उत्पादित चारा ।

ख. बेफलीदार उत्पादित चारा ।

क. फलीदार उत्पादित चारा

काऊपी, क्लस्टर बीन मुख्य फलीदार खरीफ चारा में आता है। इसमें पाच्य प्रोटीन की मात्रा 2–3 प्रतिशत एवं कुल पचनीय तत्व 10 प्रतिशत पाया जाता है।

इसका उत्पादन 100 क्वि.प्रति हेक्टेयर होता है। भारत में अन्य दो मुख्य फलीदार उत्पादित चारा बरसीम और लूसर्न है। बरसीम रबी चारा है जबकि लूसर्न बहुवार्षिक चारा है। लूसर्न का उत्पादन जाड़े एवं बसंत ऋतु में अधिकतम होता है। वर्षा ऋतु में इसका उत्पादन घट जाता है। बरसीम और लूसर्न का उत्पादन 300 क्वि.प्रति हेक्टेयर 5–6 कटाई में होता है। बरसीम और लूसर्न पशु को अधिक मात्रा में नहीं खिलानी चाहिए अन्यथा पशु को अफरा रोग हो सकता है। इन दोनों चारा में 2.5 से 3 प्रतिशत पचनीय प्रोटीन पाया जाता है जबकि इसमें कुल पचनीय तत्व 12 प्रतिशत पाया जाता है।

ख. बेफलीदार उत्पादित चारा

ज्वार, मक्का और सूडान घास मुख्य खरीफ बेफलीदार उत्पादित चारा में आता है। इसका उत्पादन 100–200 क्वि.प्रति हेक्टेयर होता है। इसमें पचनीय प्रोटीन की मात्रा 0.5 से 1 प्रतिशत एवं कुल पचनीय तत्व 11–15 प्रतिशत होता है जबकि पीली मक्के में 1 प्रतिशत पचनीय प्रोटीन एवं 17 प्रतिशत कुल पचनीय तत्व पाया जाता है। बाजरा की एक उत्तम बीज आई.सी.ए.आर के द्वारा विकसित किया गया है जिसमें पचनीय प्रोटीन की मात्रा 2.5 प्रतिशत पाया जाता है एवं प्रति हेक्टेयर उत्पादन 65 टन है। रबी बेफलीदार चारा में ओट और बाजरा प्रमुख है। ओट दुग्ध उत्पादन की दृष्टिकोण से उत्तम है। इसमें 2 प्रतिशत पचनीय प्रोटीन एवं 17 प्रतिशत कुल पचनीय तत्व पाया जाता है। बहुवार्षिक बेफलीदार चारा में नैपियर, गीनी घास एवं पारा घास प्रमुख है। इन सबका उत्पादन गर्मी और वर्षा ऋतु में अधिक होता है। इसका उत्पादन 30–40 टन प्रति हेक्टेयर होता है। इन घासों पर प्रति हेक्टेयर 2–3 पशुओं का निर्वाह हो सकता है।

3. पेड़ की पत्तियाँ

गाय भैंसों को सामान्यतः पेड़ की पत्तियों को खिलाने का चलन नहीं है लेकिन चारा के अभाव में पशुपालक पेड़ की पत्तियों को काटकर भूसा में मिलाकर खिलाते है। पेड़ की पत्तियों में वृद्धि आरम्भ में प्रोटीन की मात्रा अधिक एवं कठोर पचनीय तत्व की मात्रा कम होती है लेकिन पत्तियाँ जैसे–जैसे परिपक्व होती हैं

इसमें प्रोटीन की मात्रा कम होती जाती है एवं कठोर पचनीय तत्व बढ़ती जाती है। पत्तियों में कैल्शियम की मात्रा अधिक एवं फॉस्फोरस की मात्रा कम होती है।

आई.भी.आर.आई के शोध के अनुसार झरवेरी, कचनार, पीपल, बबूल एवं बेल की पत्तियाँ गाय एवं भैंस के जीवन निर्वाह के लिए उपयोग में लाया जा सकता है।

4. जड़ीय फसल

दक्षिण भारत में टपोइका का उपयोग पशु चारे के रूप में करते हैं। जड़ीय फसल में 75 से 92 प्रतिशत तक जल पाया जाता है जबकि इसमें कठोर पचनीय तन्तु 5–11 प्रतिशत अपेक्षाकृत कम पाया जाता है।

5. साइलेज

पशुओं को फलीदार और बेफलीदार घास पर पालना सबसे सुलभ एवं सस्ता है। लेकिन साल के कुछ महीनों में हरा चारा बहुतायत में उपलब्ध होता है जबकि वर्ष के कुछ महीनों में यह कम उपलब्ध हो पाता है। इसलिए हरे चारे को साइलेज के रूप में संरक्षित कर उसे कोमल व रसदार अवस्था में अधिक समय तक रखा जा सकता है। पशु इसे बड़े चाव से खाते है। यह उत्तम गुणकारी होता है।

2. रातिब

वह खाद्य पदार्थ जिसमें कार्बोहाड्रेट, प्रोटीन, वसा, विटामिन एवं खनिज लवण भरपूर मात्रा में पाया जाता है। इसमें कठोरता से पचने वाला नेत्रजन रहित इक्सट्रेक्ट एवं कुल पाचक तत्व अधिक तथा कठोरता से पचने वाला तन्तु कम होता है।

सूखा चारा से पशु का जीवन निर्वाह होता है। हरा चारा देने से कम उत्पादक पशु का निर्वाहन हो सकता है किन्तु दूसरी आवश्यकता जैसे अधिक दुग्ध उत्पादन, बढ़ते हुए पाड़ा–पाड़ी, श्रम के कार्य, प्रजनन आदि के लिए पशु को दाना देने की आवश्यकता पड़ती है। पशुओं के स्वास्थ्य के लिए चारा के साथ–साथ दाना का मिश्रण देना जरूरी है क्योंकि अल्प मात्रा से उन्हें प्रचुर खाद्य तत्व उपलब्ध हो जाता है। दाना प्रायः मक्का, जौ, गेहूँ चोकर, खुद्दी, कुंडा, खली आदि को मिलाकर तैयार किया जाता है। बाजार में बना बनाया दाना मिश्रण भी उपलब्ध है।

शुष्क दाना में उपस्थित कच्ची प्रोटीन के आधार पर दाना को दो वर्गों में बाँटा गया है।

अ. अधिक प्रोटीन वाला रातिब।

ब. अधिक कार्बोहाइड्रेट वाला रातिब।

अ. अधिक प्रोटीन वाला रातिब

खाद्य पदार्थ जिसमें शुष्क भार के आधार पर 18 प्रतिशत से अधिक कच्ची प्रोटीन पाया जाता है, अधिक प्रोटीन वाला रातिब के श्रेणी में आता है। प्रोटीन खाद्य का महत्वपूर्ण अवयव है। यह पशु शरीर में उत्तकों की क्षय की पूर्ति करती है। पाचक रसों और दूसरी ग्रंथियों के रसों के निर्माण एवं अन्य तत्व (कार्बोहाइड्रेट एवं वसा) के अनुपस्थिति में द्वितीयक शक्ति प्रदाता है। प्रोटीन शरीर के उत्तकों की वृद्धि, दूध उत्पादन, हार्मोन्स की सामान्य क्रिया, त्वचा, बाल, सींग और खुरों का भी कुछ भाग के निर्माण करने में सहायता देती है।

अधिक प्रोटीन वाला रातिब का मुख्य कार्य निम्न है –

1. वह अमीनो अम्ल उपलब्ध करना जो अनाज के द्वारा प्रचुर मात्रा में उपलब्ध नहीं होता है।
2. रोमान्थी में सुक्ष्म जीवीय प्रोटीन के नाइट्रोजन अवयव को उपलब्ध कराना ।

अधिक प्रोटीन वाला रातिब, अधिक कार्बोहाइड्रेट वाले रातिब की तुलना में अधिक महंगी होती है। अतः व्यवहारिक तौर पर रातिब में इसका उपयोग कम मात्रा में होना चाहिए।

अधिक प्रोटीन वाले रातिब की प्राप्ति श्रोत के आधार पर निम्न श्रेणी में बांटा गया है –

1. पादप प्रोटीन
2. जन्तु प्रोटीन
3. नाइट्रोजन रहित प्रोटीन
4. एक कोशिकीय प्रोटीन

1. पादप प्रोटीन में मुख्यतः दाल एवं खल्ली आता है–

दाल

दाल का प्राथमिक उपभोक्ता मनुष्य है एवं पशु को केवल सस्ते दर पर उपलंब्ध होने की स्थिति में ही खिलाया जा सकता है। सभी दालों में पौष्टिक

विरोधी तत्व अंकुरण, पकाने या किण्वीकरण से समाप्त हो जाते हैं। इसलिए दलहन को फुलाकर या अंकुरण कर या पकाकर खिलाना श्रेयकर है।

खल्ली

तेलीय बीज के पिराई के उपरान्त खल्ली प्राप्त होता है। यह प्रोटीन का उत्तम श्रोत है। पाये जाने वाले कुल नाइट्रोजन का 95 प्रतिशत मुख्य प्रोटीन के रूप में उपस्थित रहता है। इसकी पाचनशीलता 75 से 95 प्रतिशत तक होती है। खल्ली में ग्लुटामिक अम्ल, सीस्टीन एवं मेथीओनीन कम पाया जाता है। लाइसीन भी कम ही पाया जाता है। इसमें फॉस्फोरस उच्च मात्रा में तथा कैल्शियम कम मात्रा में पाया जाता है। इसमें विटामिन "ए", कैरोटीन कम मात्रा में पाया जाता है जबकि विटामिन "बी" का ये अच्छा श्रोत है।

कुछ प्रमुख खल्ली जो रोमान्थी पशु को खिलाया जाता है निम्न है –

मूंगफली की खल्ली

मूंगफली के दाना की पेराई से बना खल्ली व्यापक रूप से उच्च प्रोटीन आहार के रूप में काम में लाया जाता है। इसकी पौष्टिकता फली के गुणवत्ता एवं तेल निकालने की प्रक्रिया पर निर्भर करता है। इसमें 45 प्रतिशत प्रोटीन एवं 10 प्रतिशत वसा पाया जाता है। इसमें लाइसीन, मेथीओनीन और सिस्टीन का अभाव होता है। इसमें ऊष्ण वर्षा ऋतु में अफ्लाटॉक्सीन की सम्भावना रहती है। वसा की अधिकता के कारण ऊष्ण नम वातावरण में खल्ली रैनसिड हो जाता है तथा दस्तकारी हो जाता है, इसलिए मूंगफली की खल्ली का संग्रह गर्मी में डेढ़ माह तथा सर्दी में 3–4 माह से अधिक नहीं करना चाहिए।

अलसी की खल्ली

इसमें पाच्य प्रोटीन की मात्रा 30 प्रतिशत एवं कुल पाच्य तत्व 65 प्रतिशत होता है। अलसी की खल्ली में म्यूसीलेज (3–10 प्रतिशत) पाया जाता है जो अत्यधिक जल का अवशोषण करता है। परिणामतः यह अधिक समय तक रूमेन में ठहरता है तथा सुक्ष्मजीवीय पाचन का मौका देता है। म्यूसीलेज आंत की रक्षा करने के साथ–साथ कब्ज निरोधक का कार्य भी करता है।

सरसों की खल्ली

भारत के अनेक भागों में सरसों की खल्ली का प्रयोग पशुधन आहार में किया जाता है। यद्यपि इसकी पौष्टिकता मूंगफली की खल्ली से काफी कम होता है। इसमें कुल पाच्य प्रोटीन 27 प्रतिशत एवं कुल पचनीय तत्व 74 प्रतिशत पाया जाता है। इसमें कैल्शियम (0.6 प्रतिशत) एवं फॉस्फोरस (0.1 प्रतिशत) बहुत अधिक पाया जाता है।

बिनौले की खल्ली

रोमान्थी के लिए बिनौले की खल्ली अति उत्तम होता है। इसमें 40 प्रतिशत प्रोटीन पाया जाता है। बिनौले के बीज में गौसीपॉल नामक विष पाया जाता है जो तेल निकालने के क्रम में विलेयक के साथ निकल जाता है। फेरस सल्फेट को आहार में सम्मिलित कर लेने से गौसीपॉल का प्रभाव खत्म हो जाता है।

नारियल की खल्ली

इसमें कच्ची प्रोटीन 20–25 प्रतिशत तक पाया जाता है। इसमें लाइसीन तथा हिस्टीडीन कम पाया जाता है। इसमें वसा की मात्रा 2.5 से 6.5 प्रतिशत तक पाया जाता है। अधिक वसा वाला खल्ली के रैन्सीड होने की सम्भावना रहती है। अतः कम वसा वाला नारियल की खल्ली को पशु के आहार में प्राथमिकता देनी चाहिए। पशु पालक नारियल की खल्ली मनोरम सुगन्धित वसा युक्त दुग्ध उत्पादन के लिए भी खिला सकते है। रोमान्थी को इसकी खल्ली अधिकतम 1.5 से 2 किलोग्राम ही खिलाना चाहिए। नारियल की खल्ली अपने भार की आधी भार छोआ को अवशोषित कर लेती है। इसलिए इसका उपयोग मिश्रित करने में होता है।

तिल की खल्ली

इसमें प्रोटीन की मात्रा 40–50 प्रतिशत तक पाया जाता है। प्रोटीन में आर्जिनीन, ल्यूसीन तथा मिथीओनीन अधिक मात्रा में पाया जाता है। जबकि लाईसीन अल्प मात्रा में पाया जाता है। खल्ली जो उजली वाली तिल से बनायी जाती है वह अधिकतम पौष्टिक होता है जबकि लाल तिल निम्नतम पौष्टिक होता है। तिल की खल्ली में अन्य किसी भी तेलीय खल्ली से अधिक कैल्शियम (2–3 प्रतिशत) पाया जाता है। तिल की खल्ली में फाइटिक अम्ल पाया जाता है जो कैल्शियम से बन्ध बनाता है जिससे तिल की खल्ली युक्त आहार में कैल्शियम की मात्रा बढ़ जाती है।

सोयाबीन की खल्ली

इसमें प्रोटीन 44 से 49 प्रतिशत तक पाया जाता है। यह पादप प्रोटीन के ज्ञात श्रोत में सर्वाधिक पौष्टिक प्रोटीन है। इसमें सभी अमीनो अम्ल पाया जाता है लेकिन सीस्टीन एवं मेथीओनीन स्तरीय पाया जाता है। सोयाबीन में अनेक विष पाया जाता है लेकिन तेल निकालने के प्रक्रिया में ताप के द्वारा निष्क्रीय हो जाता है। सोयाबीन में पादप इस्ट्रोजन जेनशीयन पाया जाता है जिसमें उच्च वृद्धि उत्प्रेरक गुण होता है। आजकल सम्पूर्ण वसा सोयाबीन खल्ली खिलाने का चलन है जिसके लिए सोयाबीन को तापीय प्रक्रिया द्वारा ट्रिपसीन छिपाने वाले कारक को समाप्त कर दिया जाता है। सम्पूर्ण वसा सोयाबीन में 38 प्रतिशत पचनीय प्रोटीन 18 प्रतिशत वसा और कठोरता से पचने वाले तन्तु 5 प्रतिशत पाया जाता है।

2. जन्तु प्रोटीन

भारत में पशुओं को प्रोटीन पूरक आहार में जन्तु प्रोटीन का योगदान सीमित है। जन्तु प्रोटीन की अत्यधिक मूल्य होने के कारण रोमान्थी के आहार में शामिल करना लाभप्रद नहीं है। भारत में कुछ पूरक जन्तु प्रोटीन का चलन है जिसमें बुचड़खाने से प्राप्त अखाद्य माँस के टुकड़े, हड्डियों के टुकड़े, रक्त, मछली का उत्पाद और दुग्ध उप उत्पाद से प्राप्त किया जाता है। खिलाने से पूर्व इसे सुखा कर फिर गर्म कर इसे जीवाणु मुक्त बना लिया जाता है। इसके भंडारण में भी कठिनाई आती है। इसे जीवाणु मुक्त करने की प्रक्रिया में कुछ प्रोटीन तथा अन्य आवश्यक तत्व की क्षति भी हो जाती है।

3. नाइट्रोजन रहित प्रोटीन

जुगाली करने वाले पशु प्रोटीन रहित नाइट्रोजन को सूक्ष्म जीव की मदद से प्रोटीन का निर्माण कर लेता है। अधिक लाभ के लिए जुगाली करने वाले पशु के आहार में प्रोटीन के कुछ भाग (30–60 प्रतिशत) प्रोटीन रहित नाइट्रोजन जैसे यूरिया, यूरिया फॉस्फेट वाइयूरेट, अमोनिया पशु के आहार में शामिल किया जा सकता है। इसमें सर्वसुलभ यूरिया को प्राथमिकता दी जाती है। 1 ग्राम यूरिया 2.92 ग्राम प्रोटीन के समतुल्य होता है, जबकि आहार श्रेणी की यूरिया जिसमें केवलीन, चावल की पॉलिश, गेहूँ की खुदी, चूना पत्थर आदि मिलाया जाता है ताकि यूरिया जमे नहीं, उसका 1 ग्राम प्रोटीन के 2.81 ग्राम के समतुल्य होता है। पशु के आहार में यूरिया आरम्भ में कम एवं धीरे–धीर बढ़ाकर अधिकतम कुल आहार

का 1 प्रतिशत या रातिब का 3 प्रतिशत तक शामिल करते है। जुगाली करने वाले पशुओं में यूरिया की उपयोगिता प्रभावित करने वाले कारक निम्न हैं–

अ. कार्बोहाइड्रेट की उपलब्धता

आहार में उपलब्ध पाच्य ऊर्जा या कुल पाचक तत्व, यूरिया के मात्रा के निर्धारण का प्रमुख कारक है। 100 ग्राम यूरिया पर 1 कि.ग्रा. शर्करा आहार में देना आवश्यक है। मण्ड, छोआ तथा सेल्यूलोज में मण्ड सबसे अच्छा तथा सेल्यूलोज निम्न माना गया है। छोआ सस्ते में उपलब्ध होने के कारण छोआ, यूरिया आहार में उपयोग किया जाता है।

ब. नियत एवं लगातार उपलब्धता

यूरिया पशु को आरम्भ में थोड़ा से आरम्भ कर एक नियत मात्रा तक लाने के बाद पशु को नियत मात्रा लगातार खिलाना चाहिए जिससे पशु उसे पचाने में सामर्थ्य हो जाये।

स. यूरिया का आहार में मिलाना

यूरिया युक्त पूरक आहार सम्पूर्ण आहार में बढ़िया से मिलाकर देने से आहार में यूरिया की मात्रा कम रहती है। जिससे यूरिया सुपाच्य रहता है तथा पशु को कोई व्यवधान नहीं होता है।

द. फॉस्फोरस, सल्फर एवं ट्रेस विलेय खनिज लवण

प्रोटीन रहित नाइट्रोजन से प्रोटीन बनाने के लिए उपरोक्त खनिज लवण अतिआवश्यक है, अतः इसे आहार में अवश्य शामिल करना चाहिए। N:P:S का अनुपात 15:3:1 कृषि अनुसंधान केन्द्र के द्वारा अनुशंसित है।

इ. आहार में उपलब्ध प्रोटीन की मात्रा एवं प्रकृति

यूरिया का उपयोग पशु बहुत कम मात्रा में करता है। जब इसे 18 प्रतिशत से अधिक कच्ची प्रोटीन वाले रातिब या 13 प्रतिशत से अधिक कच्ची प्रोटीन वाले सम्पूर्ण आहार में मिलाया जाता है तो आहार में उपलब्ध विलेय एवं आसानी से जलीकरण होने वाले प्रोटीन,यूरिया पाचन को निम्न कर देता है। अतः यूरिया पूरक आहार ऐसे रातिब या कुल आहार में मिलाने की अनुशंसा नहीं की जाती है।

यूरिया पूरक आहार निम्न रूप से बनाकर उपयोग में लाया जा सकता है–

1. गुड़ और यूरिया मिला सूखा चारा

1.5 किलो यूरिया 1.5 लीटर जल में घोलकर इसमें 10 किलोग्राम गुड़, 1 किलोग्राम नमक एवं 1 किलो ग्राम खनिज लवण डालकर अच्छी तरह से मिलाकर मिट्टी की हांडी में रख लें। पशु को खिलाते समय उपरोक्त आधा किलो मिश्रण को 2 लीटर जल में घोलकर 5 किलो ग्राम पुआल की कुट्टी या भूसा के साथ मिलाकर पशु को खिलाया जा सकता है। यह बाढ़ और सूखा के समय में जब हरा चारा अनुपलब्ध हो तो पशु के लिए बहुत लाभकारी होता है।

2. यूरिया युक्त साइलेज

साइलेज बनाते समय निम्न मात्रा में घटक मिलाने से साइलेज की पौष्टिकता बढ़ जाती है–

मकई का दर्रा	–	2 प्रतिशत
खल्ली	–	2 प्रतिशत
गुड़	–	2 प्रतिशत
लैक्टिक एसिड	–	1 प्रतिशत
कली चूना	–	1 प्रतिशत
यूरिया	–	0.4 प्रतिशत
छोआ	–	10 प्रतिशत
कुल	–	**18.4 प्रतिशत**

3. यूरिया मन्द अवमुक्त यूरिया उत्पाद (स्टैरिया)

एक ऐसा उत्पाद है जो रूमेन में सूक्ष्म जीव द्वारा यूरिया के जलीकरण से उत्पन्न अमोनिया के बराबर ऊर्जा उपलब्ध करता है। यह सूक्ष्म जीव को प्रोटीन निर्माण के प्रमुख घटक को उपलब्ध कराता है। पीसी हुई आनाज (मकई, गेहूँ, सॉरघम) में यूरिया मिलाकर नियत तापक्रम, आद्रता एवं दाब पर प्रेशर कुकर में पकाया जाता है। इससे मण्ड जिलाटीन में बदल जाता है। स्टैरिया खिलाने से अधिक मात्रा में प्रोटीन का निर्माण होता है तथा पशू के शरीर का वजन प्रति इकाई ग्राह भोजन में अधिक होता है।

4. यूरोमॉल

4 किलोग्राम यूरिया को 12 किलोग्राम छोआ में मिलाकर इसे 30 मिनट तक आग पर पकाया जाता है। इसमें 16 किलोग्राम गेहूँ का चोकर या तेल रहित चावल का चोकर गर्म में ही मिलाकर ठंडा होने दिया जाता है जिसे यूरोमॉल कहते हैं। इसमें पाच्य क्रूड प्रोटीन की मात्रा 36 प्रतिशत एवं कुल पाचक तत्व 72 प्रतिशत होता है। यूरोमॉल नाइट्रोजन के मुख्य श्रोत के रूप में खिलाया जाता है।

5. यूरिया छोआ लवण खण्ड (भैंस का चाकलेट)

इसमें 10 प्रतिशत से अधिक यूरिया सम्मिलित किया जाता है। इस खण्ड को बनाने में अनेक पदार्थ मिलाकर इसे इतना कड़ा बनाया जाता है कि पशु चबाये नहीं। इसे पशु के नाद के पास रख दिया जाता है। पशु इसे समय–समय पर चाटता है। इससे पशु को लगातार यूरिया मिलता रहता है। आनन्द द्वारा इसे आम भाषा में भैंस का चॉकलेट कह कर विपणन (बेचा) किया जाता है। इससे सूक्ष्म जीव को प्रोटीन बनाने के लिए लगातार यूरिया मिलता रहता है। बछड़ों (छः माह से अधिक) को इसे खिलाने से पेट में कीड़ा का पनपना कम हो जाता है। चूना पत्थर, सीमेन्ट, डोलामाइट, मैग्नीशियम ऑक्साइड, मण्ड और कैल्शियम ऑक्साइड या यूरिया छोआ लवण खण्ड में विभिन्न अवयव की प्रतिशत मात्रा इस प्रकार होती है–

छोआ	–	45 प्रतिशत
यूरिया	–	15 प्रतिशत
खनिज लवण	–	15 प्रतिशत
कपास की खल्ली	–	10 प्रतिशत
नमक	–	8 प्रतिशत
कैलसाइट चूर्ण	–	4 प्रतिशत
सोडियम बेन्टोनाइट	–	3 प्रतिशत

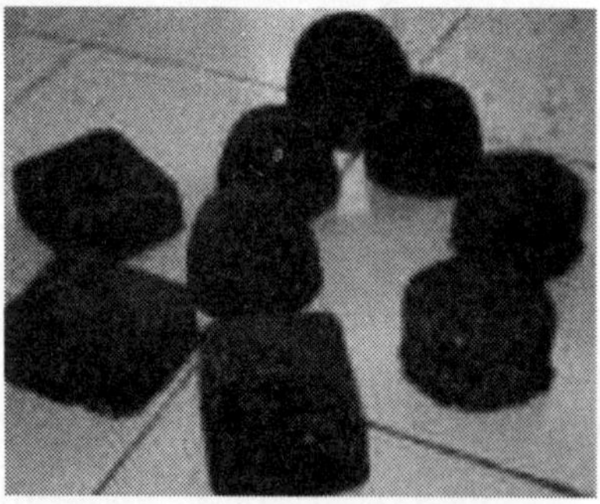

इस खण्ड का परिमाप 245x150x65 एम.एम. तथा भार 3 कि.ग्रा. होता है।

6. यूरिया छोआ तरल आहार

इसे पशु को आरम्भ में थोड़ा–थोड़ा देते हैं अन्यथा यूरिया विष का पशु के स्वास्थ्य पर प्रतिकूल असर पड़ सकता है।

यूरिया उपचारित पुआल भूसा सूक्ष्मजीव को प्रोटीन निर्माण के लिए नाइट्रोजन उपलब्ध कराने के अलावा भूसा एवं पुआल को अधिक सुपाच्य बनाता है। पशु शुष्क पदार्थ अधिक ग्रहण करता है। इसमें विभिन्न अवयव की प्रतिशत मात्रा निम्न प्रकार होती है–

यूरिया	–	2.5 प्रतिशत
जल	–	2.5 प्रतिशत
खनिज लवण	–	2 प्रतिशत
नमक	–	1 प्रतिशत
फॉस्फोरस अम्ल	–	2 प्रतिशत
छोआ	–	90 प्रतिशत
विटा.ए–डी3	–	25 ग्राम

सावधानी

यूरिया उपचारित आहार 6 माह से कम आयु के पशु को नहीं खिलाना चाहिए। बीमार पशु जो जुगाली कम करती है उसे भी आहार में यूरिया उपचारित आहार शामिल नहीं करना चाहिए। प्रतिदिन 150 ग्राम से अधिक यूरिया पशु को नहीं खिलाना चाहिए।

ब. अधिक कार्बोहाइड्रेट वाले रातिब

वैसे खाद्य पदार्थ जिसमें पचनीय प्रोटीन एवं कठोरता से पचने वाले तन्तु की मात्रा 18 प्रतिशत से कम हो, अधिक कार्बोहाड्रेट वाले रातिब की श्रेणी में आता है। इन्हें निम्न उप श्रेणी में बाँटा गया है।

क. अनाज और बीज

ख. अनाज उप उत्पादक।

ग. जड़ीय फसल।

क. अनाज और बीज

अनाज ग्रामिनी परिवार के पौधे के बीज से प्राप्त होता है जिसका मुख्य अवयव कार्बोहाइड्रेट होता है। इसके पौधे खरीफ के अन्तर्गत आता है। इसमें पचनीय

प्रोटीन की मात्रा 8–12 प्रतिशत होता है। इसमें लाइसीन और मेथीओनीन का अभाव होता है। अनाज में कैल्शियम कम मात्रा में तथा फॉस्फोरस अपेक्षाकृत अधिक पाया जाता है। अनाज में विटामिन डी. की कमी होती है। जबकि विटामिन ई. अपेक्षाकृत अधिक पाया जाता है। रोमान्थी में अधिक कार्बोहाइड्रेट वाले रातिब खिलाने से पाचन में व्यवधन उत्पन्न हो जाता है, जैसे अफरा,अम्लीय बदहजमी आदि। इस वर्ग में विशेषकर मक्का, जौ, जई, बाजरा आदि का उपयोग पशुओं को खिलाने में होता है।

ख. अनाज उप उत्पादक

इसमें चुनी, भूसी एवं छिलका आता है। जिसका उपयोग पशु को खिलाने में किया जाता है।

छोआ

यह विभिन्न प्रकार के होते हैं। ईंख का छोआ, चुकन्दर का छोआ, नारंगी का छोआ, काष्टीय छोआ आदि। लेकिन सभी छोआ कार्बोहाइड्रेट हेमीसेलूलोज और खनिज लवण का सान्द्र जलीय विलेय है। छोआ का उपयोग गाय भैंस को शक्ति प्रदान करने के लिए दिया जाता है। इसके अलावा आहार में छोआ का निम्न कार्य है–

1. यह रूचिवर्धक है।
2. यह आहार का धूलकण कम करता है।
3. यह पेलेट बनाने में बन्धक के रूप में कार्य करता है।
4. यह रूमेन से सुक्ष्मजीवी क्रिया को उत्प्रेरित करता है।
5. यह प्रोटीन रहित नाईट्रोजन को कीटो समूह प्रदान करता है जो प्रोटीन निर्माण के लिए आवश्यक है।
6. ईंख का छोआ सुक्ष्म लवण प्रदान करता है।

रोमान्थी में आहार का अधिकतम 15 प्रतिशत ही छोआ देना चाहिए। अन्यथा आर्थिक नुकसान के साथ–साथ पशु के पाचन क्षेत्र में व्यवधान उत्पन्न हो जाता है तथा अफरा या अम्लता होने की सम्भावना रहती है।

ग. जड़ीय फसल

भारत में मूलतः कसावा जड़ीय फसल है जो पशु को खिलाया जाता है। इसके खिलाने से पहले इसे उबाल कर या पीसकर निचोड़कर इसमें से लीनामेरीन और लोटसट्रैलीन हटा लिया जाता है। उपरोक्त दोनों रहने पर एन्जाइम के द्वारा हाइड्रोजन सॉयनाइड विष उत्पन्न होता है। कसावा के मुख्यतः दो प्रकार हैं–

1. तीखी प्रभेद– इसमें 0.02 से 0.03 प्रतिशत HCN होता है। इसे खिलाने से पहले उपचारित करना आवश्यक है।
2. मीठी प्रभेद – इसमें 0.01 प्रतिशत HCN पाया जाता है। इसे बिना उपचारित भी खिलाया जा सकता है।

पूरक खनिज लवण

पशु के शरीर के भार का लगभग 3 प्रतिशत खनिज लवण पाया जाता है। पशु के शरीर में 30–40 प्रकार के खनिज लवण पाया जाता है। इसमें कैल्शियम 49 प्रतिशत, फॉस्फोरस 27 प्रतिशत तथा अन्य तत्व 24 प्रतिशत पायी जाती है। 30–40 खनिज लवण में से अधिकतर का पशु के शरीर में जरूरत नहीं है। यह शरीर में भोजन, जल एवं हवा के द्वारा पहुँच कर शरीर में अपस्थानिक के रूप में रहता है। जो खनिज लवण शरीर में उपापचय में लिप्त है उसे आवश्यक खनिज लवण की श्रेणी में रखा गया है।

खनिज लवण का निम्न कार्य है–

1. उत्तकों को कठोरता एवं मजबूती प्रदान करना।
2. उत्तकों के वृद्धि एवं टूट–फूट की मरम्मत के लिए।
3. खनिज लवण भोजन को पचाने में सहायक है।
4. शरीर के तरलों में परिसारक दाब नियंत्रित करता है।
5. शारीरिक उपापचय को नियंत्रित करता है।
6. रक्त एवं लसिका को उदासीनता प्रदान करता है।
7. पाचक रसों को आवश्यकता अनुसार अम्लीयता या क्षारीयता प्रदान करता है।
8. दुग्ध श्राव में खनिज लवण 5.8 प्रतिशत शुष्क पदार्थ में पाया जाता है। अतः श्राव को नियमित रखने में खनिज लवण का अहम् कार्य है।

पशु को हरा चारा, अनाज, खल्ली आदि में प्राकृतिक रूप से उपलब्ध खनिज तत्व काफी नहीं होता है। उन्हें और भी खनिज तत्व की आवश्यकता होती है जिसके लिए पूरक खनिज मिश्रण देने की आवश्यकता है। बाजार में टोटावीट स्ट्रॉंग, न्यूट्रीफीड डी.एस, सी आर एस एवं एग्रीमीन के नाम से सरलता से उपलब्ध है। किसी भी खनिज लवण को प्रति कि.ग्रा. 100 ग्रा. दाना में मिलाना चाहिए।

पूरक विटामिन्स

विटामिन्स पशु के खाद्य पदार्थ में प्राकृतिक रूप से अल्प मात्रा में उपलब्ध रासायनिक तत्व जो उत्तक की वृद्धि तथा पशु स्वास्थ्य, वृद्धि के लिए आवश्यक है। इसकी कमी से शरीर में विभिन्न तरह की व्याधि उत्पन्न हो जाती है। यह पशु के द्वारा उत्पादित नहीं होती है। विटामिन्स को मुख्यतः दो वर्गों में बाँटा जा सकता है।

1. वसा में घुलनशील
2. जल में घुलनशील

1. वसा में घुलनशील के अन्तर्गत विटामिन A, D, E और K आता है।

विटामिन A के कार्य

1. मन्द रोशनी में देखने में मदद करता है।
2. विटामिन ए म्यूकोपॉलीसैकेराइड बनने में मदद करता है जो पाचन तंत्र, श्वसन तंत्र, मूत्र तंत्र एवं प्रजनन तंत्र को सुचारू ढंग से कार्य करने के लिए अनिवार्य है।
3. हड्डियों तथा दाँतों के निर्माण में मदद करता है।
4. शारीरिक वृद्धि एवं विकास में सहयोग करता है।

विटामिन D के कार्य

1. आंत्र से कैल्शियम तथा फॉस्फोरस के अवशोषण में मदद करता है।
2. वृक्क नलिका के द्वारा फॉस्फेट अवशोषण में इसका विशेष महत्व है।
3. कैल्शियम अवमुक्त होने में उत्प्रेरित करता है।

विटामिन E का कार्य

1. उत्तक के सामान्य श्वसन में मदद करता है।
2. विटामिन C को बनाने में भाग लेता है।
3. यह एक एन्टी ऑक्सीडेन्ट है।

विटामिन K का कार्य

1. यह रक्त को थक्का होने में मदद करता है।
2. इलेक्ट्रॉन ट्रान्सफर में मदद करता है।

2. जल में घुलनशील

इसके अन्तर्गत विटामिन C और B कॉम्पलेक्स आता है।

विटामिन C का कार्य

1. यह कॉलेजन बनाने के लिए आवश्यक है।
2. फोलिक एसिड को फोलिनिक एसिड में परिवर्तित करता है। यह फोलिनिक एसिड रक्त कोशिका बनाने में काम आता है।
3. यह एड्रीनल कोर्टेक्स के द्वारा स्टेरॉयड हॉर्मोन बनाने में भाग लेता है।
4. यह वसा के उपापचय में शामिल होता है।

विटामिन B कॉम्पलेक्स

यह एक सामूहिक विटामिन है जिसमें B_1, B_2, B_3, B_6, B_{12} आदि आता है। विटामिन बी कॉम्पलेक्स का रोमान्थी में सुक्ष्मजीव द्वारा संश्लेशन कर लिया जाता है। अतः इसकी कमी गाय भैंसों में नहीं होती है।

उपरोक्त सभी विटामिन (B कॉम्पलेक्स को छोड़कर) रोमान्थी पशुओं में आवश्यकता पड़ने पर पूरक के रूप में दिया जा सकता है।

□□□

अध्याय 5

पशुओं की देखभाल

1. वत्स की देखभाल

अनेक शोध पत्र एवं वैज्ञानिकों के सर्वेक्षण क्षेत्रों में तथा शहरी क्षेत्रों के कुप्रबन्धन वाले डेयरी फार्म में वत्स की मृत्यु दर 15–30 प्रतिशत तक है जबकि कुशल प्रबन्धन द्वारा मृत्युदर को 5 प्रतिशत तक लाया जा सकता है। इतनी अधिक मृत्युदर दुग्ध उद्योग से जुड़े किसानों के लिए घाटे का सौदा है। इसी कारण वत्स के जन्म के पूर्व ही गर्भित पशु की देखभाल पर पूरा ध्यान देना चाहिए।

2. गर्भित पशु

पशु को प्रसव होने से लगभग 2 माह पूर्व दूध दुहना बन्द कर देना चाहिए। इसके लिए पशु को रातिव देना बन्द करने के साथ–साथ पानी आधी मात्रा में देनी चाहिए। दूध दिन में दो बार के बदले एक बार निकालना चाहिए। 18 दिनों में दूध दुहना बन्द कर देना चाहिए। दूध निकलना बन्द होने पर पुनः रातिब शरीर के भार का अधिकतम 1 प्रतिशत अर्थात् 4–5 किलो तक दाना मिश्रण दिया जाना चाहिए। आवश्यकता से अधिक दाना देने से अनेक प्रकार की परेशानियाँ जैसे शरीर का बाहर आ जाना, समय पूर्व प्रसव एवं जेर गिरने में अधिक समय लगना आदि जिससे बच्चा मर सकता है।

बच्चा देने के 15 दिन पूर्व से पशु को मन्द दस्तकारी आहार, जैसे पर्याप्त मात्रा में हरा चारा, 'हे' या साइलेज दिया जाना चाहिए। यदि आहार सूखा चारा हो तो दाना मिश्रण में गेहूँ की चुन्नी और मूँगफली की खल्ली या तीसी खल्ली 2:1 में देना चाहिए।

प्रसव नजदीक आने पर खनिज मिश्रण की मात्रा आधी कर देनी चाहिए जिससे दुग्ध ज्वर की सम्भावना कम रहेगी। प्रसव पूर्व अत्यधिक कैल्शियम एवं फॉस्फोरस खिलाने से दुग्ध ज्वर की आशंका बन जाती है। पशु को हरा चारा उपलब्ध नहीं होने पर विटामिन AD_3E – 10 मि.ली. प्रति सप्ताह प्रसव के एक माह पूर्व से लगवाना चाहिए जिससे बच्चादानी का निकलना या जेर का रूकना, बच्चे में रतौंधी या पैदा होते ही मृत्यु जैसे बीमारी से बचाया जा सके।

3. नवजात वत्स की देखभाल

जन्म के तुरंत बाद बच्चे के मुँह एवं थूथन को अच्छी तरह से साफ कर यह सुनिश्चित कर लेना चाहिए कि बच्चा ठीक तरह से साँस ले रहा है। यदि साँस लेने में कठिनाई हो तो कृत्रिम रूप से साँस चलायें। इसके लिए बछड़े के नाक के एक छेद में अपने मुँह से हवा दें या बच्चे को झटका से उल्टा लटकाकर रखें जिससे श्वास नली में फंसा हुआ श्राव बाहर आ जायेगा एवं वत्स ठीक प्रकार से साँस लेने लगेगा।

बछड़े की नाभि 3 ईंच से अधिक लम्बी रहने पर नए ब्लेड से काटकर इस पर टिंचर आयोडीन लगा दें।

यह सब कर लेने के बाद वत्स को फेनुस पीने के लिए थन में मुँह लगाना चाहिए। 2–4 मिनट के अंदर वत्स थन पकड़ना सीख जाता है। जन्म के 6–7 घन्टे के अन्दर 2–3 लीटर फेनुस पिलाना चाहिए। जन्म के चंद घंटो में पीये हुए फेनुस बच्चे को संक्रामक रोगों से लड़ने की क्षमता प्रदान करता है। फेनुस में वृद्धि तत्व नामक प्रोटीन के विघटन को रोकने वाले तत्व पाए जाते हैं जो फेनुस में पाए जाने वाले इम्यूनोग्लोब्यूलिन को अनुपयोगी विघटन से बचाता है जिससे यह प्रतिरोधक क्षमता विकसित करने वाले प्रोटीन सम्पूर्ण रूप से बच्चे को उपलब्ध होता है। साथ ही साथ फेनुस में अत्यधिक मात्रा में प्रोटीन, कार्बोहाइड्रेट खनिज लवण एवं विटामिन पाया जाता है। अतः किसान वत्स को 3 लीटर फेनुस प्रतिदिन 3 दिनों तक अवश्य पिलायें।

जहाँ वत्स का पालन कृत्रिम रूप से करते हैं वहाँ बच्चे को जन्म के तुरंत बाद पशु से अलग कर दिया जाता है। पशु से फेनुस निकालकर वत्स के शरीर भार का 10 प्रतिशत फेनुस प्रतिदिन देते है। फेनुस को उथले बर्तन में रखकर बच्चे के मुँह में अंगुली डालकर हाथ को फेनुस से भरे बर्तन में ले जायें। वत्स धीरे–धीरे चूसते–चूसते फेनुस पीने लगेगा तब उसके मुँह से अंगुली हटा लें। कभी–कभी पशु बच्चा देने के बाद मर जाती है। ऐसी स्थिति में पूर्व से संरक्षित फेनुस दिया जा सकता है या फेनुस अनुपलब्ध होने पर कृत्रिम फेनुस बनाकर पिलाएं। इसे बनाने के लिए 300 मि.ली. पानी में मुर्गी का एक अंडा फोड़कर फेट लें । इसमें 600 मि. ली. दुग्ध, आधा चम्मच अंडी का तेल, विटामिन ए–10,000 यूनिट (I.U.) और क्लोरोटेट्रासाइक्लिन 2.5 ग्राम मिलाकर पिलायें। चार दिनों के उपरान्त बच्चे को रूमेन में प्रोटीन संश्लेषण करने वाले जीवाणुओं को पनपने के लिए जल पिलाना नितांत आवश्यक है।

वत्स को जन्मोपरांत बाकी बच्चों से अलग, साफ सुथरे वातावरण में रखना चाहिए। वत्स में मृत्यु को मुख्य कारण दस्त, नाभि संक्रमण, कृमि, न्यूमोनिया आदि है जिससे बचाव के लिए तालिका के अनुसार दवा दिया जाता है–

उम्र (दिन)	दवा	प्रतिरोधक
एक	1. टेरामाईसीन – 500 या स्टेक्लीन – 500 या नाइट्रोफ्यूराजोन	दस्त
	2. नाभि में टिंचर आयोडीन लगाना चाहिए	नाभि संक्रमण
दो	विटामिन ए पूरक 12000 यूनिट भीटावलेन्ड या रोभीमिक्स या भीटा लीभर ऑयल	रतौंधी
तीन	पिपराजोन एडीपेट 15 से 20 मि.ली.	एस्केरिस
चार	सल्फाबोलस–2 बोलस प्रतिदिन	कॉक्सीडीयोसिस

न्यूमोनिया से बचाव के लिए वत्स को सीलन या सर्दी से बचाना चाहिए। बिछाली नियमित रूप से बदलते रहना चाहिए। वत्स को अधिक भींगने से बचाना

चाहिए। यदि बच्चे में खाने के प्रति अरूचि दिखे या खाना छोड़ दे तो अगला आहार बन्द कर अंडी का तेल 30–35 मि.ली. पिलाना चाहिए। वत्स को जन्मोपरांत तीन सप्ताह तक शरीर भार का 10 प्रतिशत, 4 से 5 सप्ताह तक शरीर भार का 1/15वाँ भाग एवं 5 सप्ताह से तीन माह तक शरीर भार का 1/20 वाँ भाग आहार देते है जो निम्न सारणी में संकलित है –

बच्चे का उम्र	**दूध मि.ली.**	**वसा रहित दूध मि.ली.**	**बच्चे प्रतिस्थापक आहार (ग्राम)**	**हे (ग्राम)**
1–3 दिन	2500 (फेनुस)	–	–	–
4–7 दिन	2500	–	–	–
दूसरा सप्ताह	3000	–	50	250
तीसरा सप्ताह	3210	–	100	350
चौथा सप्ताह	3000	–	300	500
पाँचवा सप्ताह	1500	1000	400	550
छठवां सप्ताह	–	2500	600	600
सातवां सप्ताह	–	2000	700	700
आठवां सप्ताह	–	1750	800	800
नौवां सप्ताह	–	–		
दसवां सप्ताह	–	–	1200	1100
ग्यारवां सप्ताह	–	–	1300	1200
बारहवां सप्ताह	–	–	1400	1400
तेरहवां सप्ताह	–	–	1700	1900
3 से 6 माह	– 1.2 से 1.5 कि.ग्रा. दाना मिश्रण एवं हरा मक्का ज्वार चारा 1 से 2 कि.ग्रा.। या 0.91 से 1.5 कि.ग्रा. दाना मिश्रण एवं फलीदार हरा चारा 15 से 20 कि.ग्रा. भूसा या पुआल 2 कि.ग्रा. खिलाना चाहिए।			

दुग्ध मानव उपभोग के लिए बचाने के दृष्टिकोण से बच्चे को सूखा रातिब खिलाया जाता है जो बच्चे की आवश्यकता को पूरा करता है। इसे बच्चों का

प्रतिस्थापक आहार कहते हैं इसमें 20–30 प्रतिशत डीसीपी एवं 70–73 प्रतिशत टीडीएन होता है। बच्चों के प्रतिस्थापक आहार का संघटन –

मोटा दला राई	–	50 भाग
मूंगफली की खल्ली	–	30 भाग
गेहूँ चोकर	–	8 भाग
वसा रहित दुग्ध चूर्ण	–	10 भाग
खनिज लवण	–	2 भाग

उपरोक्त में 10 किलोग्राम तरल शक्कर, खनिज लवण मिश्रण–100 ग्राम, नमक–500 ग्राम एवं ऑटाफॉक–20 ग्राम मिलाते हैं।

□□□

अध्याय 6

संतुलित पशु आहार

विश्व के अनेक विकसित एवं विकासशील राष्ट्रों की भांति भारत जैसे कृषि प्रधान देश की सम्पूर्ण अर्थव्यवस्था में पशुपालन व्यवसाय का महत्वपूर्ण योगदान है। पशुपालन व्यवसाय की सफलता बहुत सी बातों पर निर्भर करती है जैसे–उन्नत नस्ल, कुशल प्रबंधन, साफ–सुथरा रख रखाव, संतुलित आहार, रोग से बचाव एवं इलाज, उत्पादनों की विक्री आदि। पशु के आहार पर कुल लागत का लगभग 70 प्रतिशत व्यय होता है। अतः पशु की विभिन्न आवश्यकता (जीवन निर्वाह, शारीरिक वृद्धि, उत्पादन, कार्य करने, गर्भावस्था, प्रजनन इत्यादि) हेतु दिया जाने वाला आहार रूचिकर, पौष्टिक एवं संतुलित होना चाहिए।

संतुलित आहार का अभिप्राय है, आहार की वह मात्रा जिसमें पशु का जीवन निर्वाह, उत्पादन एवं वृद्धि के लिए मूलभूत सभी आवश्यक तत्वों की यथोचित मात्रा में पूर्ति होती है तथा पशु को पूर्ण स्वस्थ, शक्तिशाली और श्रम सामर्थ्य बनाये रखने के लिए सभी आवश्यक पोषक तत्व यथोचित मात्रा में उपलब्ध होता है। आर्थिक लाभ, पशु पालन एवं आहार के त्रिकोणीय संबंध की महत्ता के दृष्टिकोण से वैज्ञानिक एक बेहतर आहार संबंधी सिद्धान्त बनाने की दिशा में सतत् प्रयासरत रहे

हैं, ताकि कम से कम लागत से पशुओं की उत्पादन क्षमता में ज्यादा वृद्धि लाया जा सके। आहार की लागत जितनी कम होगी, पशुपालन उतना ही ज्यादा लाभान्वित होगा और अंततोगत्वा पशुपालन व्यवसाय सफलता की नयी ऊँचाई को छूता हुआ देश की समृद्धि में सहायक होगा। संतुलित आहार की मात्रा ज्ञात करने के लिए पशु का शारीरिक वजन ज्ञात करना अनिवार्य होता है। शारीरिक वजन निम्न विधियों द्वारा ज्ञात किया जा सकता है–

1. प्रचलित गणना विधि

इसके लिए पशु के पिन बोन से कन्धे तक की लम्बाई एवं सीने की परीधि ज्ञात कर लेते हैं, फिर निम्न सूत्र की मदद से पशु का शारीरिक वजन ज्ञात कर लेते हैं–

पशु वजन (कि.ग्रा.) =

पशु के सीने की परिधि (से.मी.) x लम्बाई (से.मी.) ÷ क

जहाँ क = 61 यदि परिधि 165 से 200 से.मी. के बीच हो

क = 57.5 यदि परिधि 200 से.मी. से अधिक हो

आधुनिक विधि

आजकल बड़े पशुओं के लिये तोलन सेतु एवं छोटे पशुओं के लिए डायल मीटर उपलब्ध हैं, जिसकी मदद से बड़ी आसानी से पशु का वजन सही–सही ज्ञात किया जा सकता है।

संतुलित आहार की गणना निम्न प्रकार से की जाती है–

क. सूखे तत्व की मात्रा का निर्धारण

गाय, बैल, बछड़े, बछियाँ और सांड़ों के लिए प्रति 100 कि.ग्रा. पर 2 से 2.5 कि.ग्रा. सूखे तत्व की आवश्यकता होती है, लेकिन शंकर नस्ल की गाय तथा भैंसों को प्रति 100 कि.ग्रा. शरीर भार पर 3 कि.ग्रा. सूखा तत्व देना चाहिए। सूखा तत्व में रातिब के अलावा सूखा चारा 2/3 भाग एवं हरा चारा 1/3 भाग देना चाहिए। हरा चारा यदि फलीदार हो तो सूखा चारा 3/4 भाग एवं हरा चारा 1/4 भाग देना चाहिए।

ख. जीवन निर्वाह हेतु रातिब या दाना

पशु के विश्राम अवस्था में भी अपने विभिन्न शारीरिक क्रियाओं जैसे पाचन, श्वसन, उर्त्सजन, रक्त संचालन आदि को सुचारू रूप से चलाने के लिए ऊर्जा की जरूरत होती है जिसके लिए गाय तथा भैंस के लिए 1 से 2 कि.ग्रा. रातिब प्रतिदिन देना चाहिए। यदि पशु के लिए फलीदार हरा चारा जैसे बरसीम, रिजिका, मटर, लोबिया आदि उपलब्ध हो तो रातिब की आवश्यकता जीवन निर्वाह हेतु नहीं पड़ती है।

1. दूध उत्पादन के लिए

दूध उत्पादन के लिए प्रति 3 लीटर देशी गाय के उत्पादन पर और संकर नस्ल या भारतीय दुधारू नस्ल या भैंस के लिए 2.5 लीटर दूध उत्पादन पर एक किलोग्राम रातिब पशु को खिलाना चाहिए।

2. कार्य करने के लिए

बैल को 1.5 कि.ग्रा.दाना साधारण श्रम के लिए और 2 कि.ग्रा. कठिन और भारी कार्यों के लिए जीवन निर्वाह के अतिरिक्त दिया जाता है।

3. प्रजनन के लिए

सांड़ों को जीवन निर्वाह के अतिरिक्त 2 कि.ग्रा. रातिब प्रतिदिन देना चाहिए।

4. गर्भावस्था की स्थिति में

गाभिन गाय या भैंस को स्वस्थ बच्चा के लिए गर्भधारण के 6 माह बाद 1 से 1.5 किलो अतिरिक्त रातिब देना चाहिए।

2. संतुलित आहार की गणना

उपरोक्त गणना के आधार पर आहार के विभिन्न अवयवों में उपलब्ध सूखे पदार्थ की मात्रा को ध्यान में रखते हुए संतुलित आहार की गणना की जाती है। प्रमुख चारा एवं रातिब में उपस्थित सूखे पदार्थ निम्नांकित प्रतिशत माना जाता है–

अ. सूखी कड़वी, भूसा, हे, पुआल – 90 प्रतिशत

ब. हरा मक्का, ज्वार, बाजरा, जई, सरसों, साइलेज, हरी घास – 30 प्रतिशत

स. बरसीम, रिजिका – 20 प्रतिशत

द. खली, अनाज, चोकर, चुनी – 85–90 प्रतिशत

संतुलित आहार गणना का एक उदाहरण

400 कि.ग्रा. शारीर भार वाली गाय जो प्रतिदिन 6 लीटर दूध देती है उसका एक दिन का संतुलित आहार ज्ञात करें–

उत्तर – आवश्यकता

1. सूखे तत्व की मात्रा

चुंकि	100 कि.ग्रा. भार के लिए 2.5 कि.ग्रा.
इसलिए	1 कि.ग्रा. भार के लिए 2.5 / 100
इसलिए	400 कि.ग्रा. भार के लिए 2.5 / 100 x 400
	= 10 कि.ग्रा.

2. रातिब की मात्रा–

(i) दूध उत्पादन के लिए	
चुंकि	3 लीटर दूध पर 1 कि.ग्रा. रातिब
इसलिए	1 लीटर दूध पर 1 / 3 कि.ग्रा. रातिब
इसलिए	6 लीटर दूध पर 1 / 3 x 6 कि.ग्रा. रातिब
	= 2 कि.ग्रा.
(ii) जीवन निर्वाह के लिए	= 1.5 कि.ग्रा.
कुल	**= 3.5 कि.ग्रा.**

पूर्ति

दाने में उपलब्ध शुष्क पदार्थ

चुंकि 100 कि.ग्रा. दाने में 90 कि.ग्रा. सूखा

इसलिए 1 कि.ग्रा. दाने में 90 / 100 शुष्क पदार्थ

इसलिए 3.5 कि.ग्रा. दाने में 90 / 100 x 3.5 शुष्क पदार्थ

= 3.15 कि.ग्रा. शुष्क पदार्थ

आवश्यक शुष्क पदार्थ की शेष मात्रा

10–3.15 = 6.85 कि.ग्रा.

सूखा चारा = शुष्क पदार्थ x 2/3

= 6.85 x 2/3 = 4.566 कि.ग्रा.

कुल भूसा की मात्रा 4.566 x 100/90 = 5.07 कि.ग्रा.

हरा ज्वार 6.85 x 1/3 = 2.8 कि.ग्रा. शुष्क पदार्थ

हरा ज्वार की मात्रा = 2.28 x 100/30 = 7.6 कि.ग्रा.

अर्थात्

उपलब्ध शुष्क पदार्थ						**शुष्क पदार्थ**
गेहूँ का भूसा	=	5.07	=	5 कि.ग्रा.	–	4.56 कि.ग्रा.
हरा ज्वार	=	7.6	=	7.6 कि.ग्रा.	–	2.283 कि.ग्रा.
रातिब	=	3.5	=	3.5 कि.ग्रा.	–	3.5 कि.ग्रा.
				कुल	**–**	**10.1 कि.ग्रा.**

लेकिन हमारे देश में किसान के लिए व्यवहारिक अनुभवों के आधार पर एक नियम का प्रतिपादन किया गया है, जिससे वैज्ञानिक दृष्टिकोण से भी पशुओं को लगभग सभी आवश्यक पोषक तत्व मिल जाता है। इसके अनुसार एक वयस्क पशु को जीवन निर्वाह हेतु निम्नलिखित मात्रा में सूखा चारा एवं रातिब की आवश्यकता होती है–

आहार अवयव	**देशी नस्ल की गाय**	**संकर नस्ल की गाय/भैंस**
चारा	4 कि.ग्रा.	4–6 कि.ग्रा.
रातिब	1.25 कि.ग्रा.	2 कि.ग्रा.

गर्भावस्था की स्थिति में

गर्भावस्था के 5 माह बाद निर्वाह के अतिरिक्त 1.25 कि.ग्रा. रातिब आहार में शामिल किया जाता है। गर्भधारण के 8 माह बाद निर्वाह आहार के अतिरिक्त देशी गाय और शंकर नस्ल की गाय/भैंस को क्रमशः 2 एवं 3 किलो रातिब की आवश्यकता होती है, ताकि उसके थन का पूर्ण विकास हो सके व अधिकतम दूध उत्पादन कर सके।

गर्भावस्था का आहार

आहार अवयव	देशी नस्ल	संकर नस्ल की गाय या भैंस चारा
चारा	4 कि.ग्रा.	4–6 कि.ग्रा.
दाना मिश्रण		
(क) 5 से 8 माह	2.5 कि.ग्रा.	3.75 कि.ग्रा.
(ख) 8 माह से अधिक	3.25 कि.ग्रा.	5 कि.ग्रा.

उत्पादक आहार

देशी नस्ल की गाय को प्रति 2.5 कि.ग्रा. दूध उत्पादन पर 1 कि.ग्रा. रातिब एवं संकर नस्ल की गाय या भैंस को प्रति 2 लीटर दूध पर 1 कि.ग्रा. रातिब जीवन निर्वाह के अतिरिक्त देना चाहिए।

दुग्धोत्पादन आहार

आहार अवयव	देशी नस्ल	संकर नस्ल की गाय या भैंस
चारा	4 कि.ग्रा.	4–6 कि.ग्रा.
रातिब	1.25 कि.ग्रा.+1कि.ग्रा.प्रति 2.5 लीटर दूध	2 कि.ग्रा. + 1 कि.ग्रा. प्रति 2 लीटर दूध

अगर गाय या भैंस दूध भी देती हो तथा 6 माह से अधिक की गर्भावस्था में हो तो भरण पोषण एवं उत्पादन के लिए दिये जा रहे आहार के अतिरिक्त 1 कि.ग्रा. दाना देना चाहिए–

आहार अवयव	देशी नस्ल	संकर नस्ल की गाय या भैंस
चारा	4 कि.ग्रा.	4–6 कि.ग्रा.
रातिब	1.25 कि.ग्रा.+1 कि.ग्रा. प्रति 2.5 लीटर दूध+1 कि.ग्रा.	2 कि.ग्रा.+1 कि.ग्रा. प्रति 2 लीटर दूध+1 कि.ग्रा.

इसके अलावा पशु के आहार में नियमित रूप से खाने वाला नमक एवं खनिज मिश्रण 5–30 ग्राम प्रति पशु शरीर भार अवश्य शामिल करना चाहिए।

❑❑❑

अध्याय 7

हरा चारा

पशु को व्यवहारिक रूप से तीन प्रकार का आहार–पोषण दिया जाता है – हरा चारा, सूखा चारा और रातिब।

हरा चारा रूचिकर,सुपाच्य एवं पौष्टिक होता है। इसमें पोषक तत्व प्रोटीन,खनिज लवण और विटामिन प्रचुर मात्रा में होता है। हरा चारा शीघ्र हजम होने के कारण इसे खिलाने से पाचन क्रिया ठीक रहता है। हरा चारा में पर्याप्त मात्रा में कैरोटीन होता है जिससे विटामिन 'ए' बनता है। इसके खिलाने से पशु का स्वास्थ्य अच्छा रहता है और संक्रामक रोग से बचा रहता है। हरे चारे में नमी की अधिकता से शरीर को पर्याप्त मात्रा में जल की आवश्यकता पूरी हो जाती है जिससे शरीर की आन्तरिक क्रियाएं सुचारू रूप से संचालित रहती हैं। हरे चारे से रातिब की अपेक्षा कम खर्च पर पौष्टिक तत्व उपलब्ध हो जाता है। हरा चारा पशु को चारागाह से उपलब्ध हो जाता है लेकिन धीरे–धीरे चारागाह सिमटता जा रहा है, साथ ही चारागाह से वर्ष भर हरा चारा नहीं उपलब्ध हो पाता है। चारागाह से उपलब्ध चारे में पौष्टिक तत्व से जीवन निर्वाह आहार ही मिल पाता है इसलिए यदि पशुपालक के पास खेत हो तो फसल–चक्र अपनाकर वर्ष भर उत्तम चारा प्राप्त कर सकते

हैं। पशुओं को स्वस्थ एवं अधिक दुग्ध उत्पादन की दृष्टि से वर्ष भर हरा चारा मिलना नितान्त आवश्यक है।

नीचे कुछ हरा चारा उत्पादन की विस्तृत जानकारी दी जा रही है। पशुपालक खेत के अनुसार भलीभांति चारा का चयन कर पर्याप्त चारा उत्पादन कर सकते हैं।

बरसीम

यह रबी मौसम का एक प्रमुख आदर्श चारा है। इसमें कच्ची प्रोटीन की मात्रा 15 प्रतिशत तक होती है। इसे अक्टूबर के महीने में बोया जाता है। इसकी पहली कटाई 40–50 दिन में तैयार हो जाती है। तत्पश्चात् प्रत्येक माह कटाई ली जा सकती है। फसल की 5–6 कटाई से 900–1000 क्विंटल हरा चारा प्रति वर्ष प्रति हेक्टेयर प्राप्त किया जाता है। यह खेत की उर्वरा शक्ति को भी बढ़ाता है। इसे पुआल और भूसा के साथ मिलाकर खिलाने से पशु को निर्वाह आहार के साथ–साथ उत्पादक आहार भी मिल जाता है। चारा अनुसंधान संस्थान द्वारा विकसित बरदान, जेन्वी–1, मस्कावी, वी. एल.–10 इसकी उन्नत किस्में है। अम्लीय भूमि छोड़कर सभी प्रकार की मिट्टी विशेषकर दोमट मिट्टी इसके लिए उपयुक्त है।

रिजका

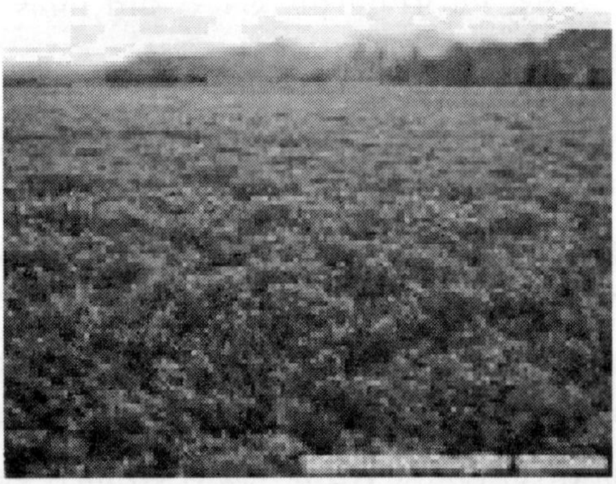

यह रबी मौसम वाले हरे चारे के अन्तर्गत आता है। अक्टूबर के प्रारम्भ से नवम्बर के अन्त तक इसकी बुआई होती है। बोने के दो माह बाद पहली कटाई की जाती है। एक बार बोने पर 3–4 साल तक प्रतिवर्ष 8 से 10 कटाई से 1000–1200 क्विंटल हरा चारा प्रति हेक्टेयर प्राप्त किया जा सकता है। इसकी उत्तम किस्में आनन्द–1 एवं टी–9 है। बलुई दोमट या दोमट मिट्टी जहाँ जल जमाव नहीं हो, इसके लिए उपयुक्त है। गर्मी के दिनों में 10 दिनों पर तथा जाड़े में 15–20 दिनों पर सिंचाई की आवश्यकता होती है। प्रत्येक कटाई के उपरांत भी सिंचाई की आवश्यकता होती है यानि इसमें सिंचाई की अधिक आवश्यकता होती है। इसलिए सिंचित भूमि का चयन कर बुआई करनी चाहिए।

इससे 5 कि.ग्रा. तक दूध देने वाली गाय तथा भैंस का निर्वाह एवं उत्पादक पोषक तत्व मिल जाता है एवं रातिब देने की आवश्यकता नहीं पड़ती है। इसमें कच्ची प्रोटीन 19 प्रतिशत तक पायी जाती है।

जई

यह भी एक रबी फसल है। इससे हरे चारे के साथ–साथ दाना भी पशु को खिलाने के लिए मिल जाता है। इससे "हे" तथा "साइलेज" भी बनाया जा सकता है। इसकी बुआई सितम्बर के पहले पखवाड़े में किया जाता है। बुआई के 25 दिनों के बाद सिंचाई की जाती है। तत्पश्चात् प्रत्येक माह एक सिंचाई की जाती है। पहली कटाई बुआई से 100 से 110 दिनों के बीच किया जाता है तत्पश्चात् 55–60 दिनों पर दूसरी कटाई की जाती है। इसका उत्पादन 275–300 क्विंटल प्रति हेक्टेयर होता है। दोमट मिट्टी इसके लिए उपयुक्त है। इमफ्री 2688, एच.एच. ओ–114, जे.एच.ओ.–817 एवं 810 इसकी उन्नत किस्में है। इस चारे में कच्ची प्रोटीन की मात्रा 10 प्रतिशत् तक पायी जाती है।

मक्का

यह मवेशियों के लिए एक उत्तम हरा चारा है। इस फसल को रबी एवं खरीफ दोनों ऋतुओं में बोया जा सकता है। इससे हरा चारा मई, जून और जुलाई महीने में प्राप्त होता है, जब अन्य हरे चारे की कमी होती है। इसकी बुआई खरीफ चारा के लिए अप्रैल से जून तक होता है व रबी वाला मक्का शीतकाल में बोया जाता है। इसकी किस्में कारगील 900 एम.एम., हाई स्टार लक्ष्मी आदि है। गंगा–5, गंगा–2, रंजीत, विजय, पूसा पीली न.–2 अगेती 76 आदि मक्का खरीफ की उत्तम चारा वाली किस्म है। वर्षा आरम्भ होने से पूर्व बोई गई फसल के लिए खेत तैयारी के समय पहली सिंचाई, तत्पश्चात् पौधे उगने के 15 दिनों के अन्तर पर वर्षा होने तक सिंचाई की आवश्यकता होती है। इसमें कच्ची प्रोटीन की मात्रा लगभग 6.5 प्रतिशत तक पायी जाती है। मक्का का भुट्टा यदि दुग्धावस्था में पौधे से निकाल लिये जाये तो इसका हरा तना निर्वाह आहार के रूप में प्रयोग किया जा सकता है। दाना लेने के बाद सूखा डण्ठल पौष्टिक तत्वों से हीन होने के कारण निकृष्ट श्रेणी में आता है।

ज्वार

पशुओं को खिलाई जाने वाली यह चारे की प्रमुख फसल है। इसे मार्च से जुलाई के महीने में बोया जाता है। उचित जल निकास वाली दोमट या मटियारी

दोमट भूमि इसके लिए उपयुक्त पायी गयी है। बुआई के 60–70 दिनों के बाद इसकी कटाई आरम्भ होती है। औसतन पैदावार 300–450 क्विंटल प्रति हेक्टेयर होता है। पी.सी.–6, पीस–9, यूपी–चरी, पंत चरी–3 इसकी प्रमुख किस्में है। इसमें प्रोटीन की मात्रा कम होने के कारण इसे अपूर्ण चारा माना गया है। फूल आने के समय कटाई करने पर अधिक पौष्टिक चारा मिलता है।

मीठी ज्वार

यह ज्वार की एक नवीनतम प्रजाति है। इसका तना मीठा और मुलायम होने के कारण पशु बड़े चाव से खाता है। इसे फरवरी में बुआई कर 2–3 कटाई से 400 से 450 क्विंटल प्रति हेक्टेयर चारे की प्राप्ति होती है।

एम पी चरी

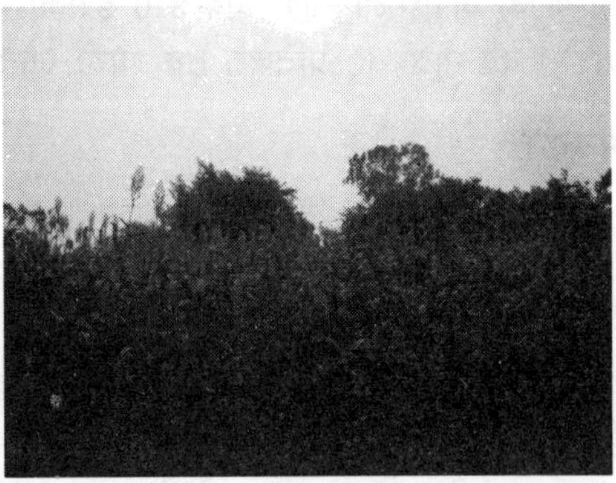

यह ज्वार जाति की ही उन्नत फसल है जो मुख्य रूप से चारे के लिए बहुत प्रचलित है। इसकी बुआई फरवरी से जुलाई तक की जाती है एवं इससे अक्टूबर माह तक हरे चारे की प्राप्ति होती है। दोमट मिट्टी इसके लिए उपयुक्त मानी जाती है। गर्मी के दिनों में 15–20 दिनों के अन्तर पर सिंचाई की आवश्यकता होती है। पहली कटाई, बुआई के 2 माह पर तत्पश्चात् 40–45 दिनों के अन्तर पर चारा कटाई की जा सकती है। इसकी प्रमुख किस्में पी.सी.–23 एवं पी.सी.–06 है।

मकचरी

जैसे की नाम से प्रतीत होता है यह मक्का और चरी के क्रॉस से बनी एक उत्तम किस्म का खरीफ फसल है। यह एक निर्वाहन चारा प्रदान करता है। इसकी बुआई फरवरी, मार्च एवं वर्षा ऋतु में होती है। बुआई के 100 दिनों के बाद कटाई से 350–450 क्विंटल प्रति हेक्टेयर हरा चारा की प्राप्ति होती है। सिंचाई गर्मी के दिनों में 15–20 दिनों के अंतराल पर आवश्यक होता है। उचित जल निकास वाली दोमट मिट्टी इसके लिए सर्वाधिक उपयुक्त माना गया है।

लोबिया

यह खरीफ मौसम का हरा चारा है जो सिंचाई की सुविधा होने पर फरवरी–मार्च में बोया जाता है तथा सिंचाई का साधन न होने पर मार्च के अन्तिम सप्ताह से मध्य जुलाई तक बोया जाता है। अच्छी जल निकासी वाली बलुई दोमट मिट्‌टी इसके लिए उपयुक्त मानी जाती है। इसमें कच्ची प्रोटीन 28 प्रतिशत तक पाया जाता है जिस कारण इसका चारा पशुओं के लिए बहुत पौष्टिक होता है। दोमट मिट्‌टी इसके लिए उपयुक्त मानी जाती है। इसमें कच्ची प्रोटीन 28 प्रतिशत तक पाया जाता है जिस कारण इसका चारा पशुओं के लिए बहुत पौष्टिक होता है। इसे अधिक वर्षा वाले क्षेत्र में भी उगाया जा सकता है। आई.जी.एफ.आई. 450,978,985; एन.पी.–3 एच.एफ.सी.–42–1; रशियन जायन्ट, अरोरा लोबिया एवं के–397, इसकी प्रमुख किस्में हैं। पहली कटाई–बुआई के 60 दिनों के बाद की जाती है। तत्पश्चात् प्रत्येक माह कटाई की जाती है। दुधारू जानवर के लिए यह उत्तम श्रेणी का चारा है।

ग्वार

यह कम वर्षा वाले क्षेत्रों में बोया जाने वाला एक पौष्टिक हरा चारा है। इसमें प्रोटीन की मात्रा 18 प्रतिशत होता है। बलुई दोमट मिट्‌टी या वैसी मिट्‌टी जिसमें जल जमाव की समस्या नहीं हो, इसे लगाया जा सकता है। यह उत्पादक आहार के श्रेणी में आता है। इसे अन्त मार्च से मध्य जून तक बोया जाता है। इससे 300–400 क्विंटल हरा चारा प्रति हेक्टेयर प्राप्त होता है। बुन्देल ग्वार–1, बुन्देल ग्वार–3, इगफी (2395–2) आदि इसके प्रमुख किस्में हैं।

बाजरा

यह खरीफ मौसम का हरा चारा है जिसकी बुआई अप्रैल के दूसरे पखवाड़े में किया जाता है। इससे हरा चारा जुलाई से अक्टूबर तक उपलब्ध रहता है। इसमें कच्ची प्रोटीन की मात्रा 7 प्रतिशत तक पाया जाता है। इसमें पहली सिंचाई बुआई के समय, तत्पश्चात् प्रति माह एक सिंचाई वर्षा शुरू होने तक पर्याप्त है। अच्छी जल निकासी वाली बलुई दोमट मिट्‌टी इसके लिए सर्वोत्तम है। प्रति हेक्टेयर उत्पादन 200–300 क्विंटल होता है। राज बाजरा, चरी–2,चारा कुम्बु–8 इसके प्रमुख किस्में हैं।

पूसा जायन्ट नैपियर

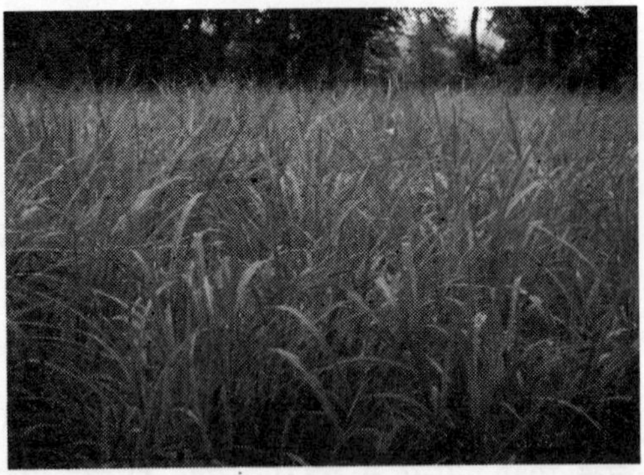

यह एक बहुवार्षिक चारा है। यह घास नमी या गरम़ मौसम में खूब पनपती है। इसे एक बार बुवाई करने पर 5–6 वर्ष तक हरा चारा प्राप्त किया जा सकता है। यह भारतीय कृषि अनुसंधान संस्थान पूसा द्वारा निर्मित बाजरा एवं नैपियर के मध्य की एक संकर जाति की घास है। इसे संकर हाथी घास या गजराज के नाम से भी जाना जाता है। पूसा जायन्ट, गजराज एवं एन.बी. 21 इसकी उन्नत किस्में हैं। इसकी जड़दार कलमें लगाई जाती है। दोमट मिट्टी इसके लिए सर्वाधिक उपयुक्त है। पहली सिंचाई जड़दार कलमें जमीन में दबाने के साथ, तत्पश्चात् गर्मी में 10–15 दिनों के अन्तराल पर एवं जाड़े में 15–20 दिनों के अन्तराल पर करते हैं। वर्षा ऋतु में सिंचाई की आवश्यकता नहीं होती है। पहली कटाई कलम लगाने के 80–90 दिनों के बाद, तदोपरान्त गर्मी में 40–45 दिनों पर फिर बरसात में 30–35 दिनों पर कटाई की जा सकती है। प्रतिवर्ष 9–10 कटाई से 2000–2500 क्विंटल प्रति हेक्टेयर चारे की प्राप्ति होती है इसमें कच्ची प्रोटीन की मात्रा 6 प्रतिशत होती है इसलिए पशु को इसके साथ दलहनी हरे चारे का समावेश करना आवश्यक है। पौधे जैसे–जैसे बड़े होते हैं कच्ची प्रोटीन की मात्रा घटती जाती है। अतः पौधों को अधिक बढ़ने से पहले कटाई कर लेनी चाहिए। शरद ऋतु में इसकी वृद्धि रूक जाती है इसलिए अधिक लम्बे समय तक ठंड पड़ने वाले क्षेत्र में लगाने की अनुशंसा नहीं की जाती है।

पारा घास

यह एक विदेशी बहुवर्षीय घास है जो अधिक वर्षा वाले क्षेत्रों में उगायी जाती है। इसे एक बार लगाने से 4–5 वर्षों तक हरा चारा प्राप्त होता है। यह जमीन पर लता के समान फैलकर बढ़ता है। इसके लिए बेकार भूमि जैसे–उसर, दलदल जल भराव की जमीन विशेष उपयुक्त है। बुआई सिंचित जमीन में मार्च से जून तथा असिंचित जमीन में वर्षा ऋतु में करते हैं। इसके लिए जड़दार कलमों को मिट्टी में दबा देते है। घास बुआई के 2 माह बाद कटाई के लिए तैयार हो जाता है। इसके बाद प्रतिमाह कटाई की जाती है। शरद ऋतु में इसका फैलाव रूक जाता है। इसका उत्पादन 1000–1200 क्विंटल प्रति हेक्टेयर है। यदि सिवेज सिंचाई की

सुविधा उपलब्ध हो तो उत्पादन 2000 क्विंटल प्रति हेक्टेयर प्राप्त होता है। इसमें कच्ची प्रोटीन की मात्रा 12 प्रतिशत तक होती है। यह एक उत्पादक श्रेणी के घास में आता है। इससे 5 कि.ग्रा. तक दुग्ध वाले गाय,भैंस का निर्वाह एवं उत्पादक आवश्यकता की पूर्ति किया जा सकता है। यह घास 180 से.मी. तक लम्बा होता हैं। जब घास 110–120 से.मी. लम्बी हो तो पशु को खिलाने के लिए सर्वाधिक उपयुक्त होता है। यह छाये वाले जगह पर भी उगाया जा सकता है।

दीनानाथ

यह बहुवार्षिक घास है। एक बार की बुआई से कई वर्षों तक हरा चारा प्राप्त किया जा सकता है। घास की पत्तियाँ चौड़ी, धारीदार और रसीली होती है। यह काफी पौष्टिक और रूचिकर चारा है। इसके लिए जल निकासी वाली ऊँची पहाड़ी की ढाल वाली जमीन उपयुक्त है। यह असिंचित भूमि में आसानी से उगाया जा सकता है। इसकी बुआई जून–जुलाई में किया जाता है। इस कच्ची प्रोटीन की मात्रा 7 प्रतिशत एवं कैल्शियम तथा फॉस्फोरस क्रमशः 4 और 3.6 प्रतिशत होता है। इससे अच्छी ''हे'' बनायी जा सकती है। इससे प्रति हेक्टेयर 400–500 क्विंटल हरे चारे की प्राप्ति प्रति वर्ष हाता है। यह एक निर्वाहक चारा है जो बुआई के 2 माह के बाद कटाई लायक हो जाता है।

फसल चक्र

वर्ष भर हरा चारा पशुओं को स्वास्थ्य एवं अधिक दुग्ध उत्पादन के लिए नितान्त आवश्यक है। प्रत्येक ऋतु में हरा चारा प्राप्त करने के लिए पशुपालक को विभिन्न प्रकार के हरे चारे का चयन कर (खरीफ चारा, वहुवर्षीय चारा) एक चक्र में बुआई करनी चाहिए। इसे ही फसल चक्र कहते है। यह सीमांत किसानों के लिए भी विशेष उपयोगी है। इस विधि के कुछ उदाहरण दिये जा रहे हैं –

1. बरसीम, हाथीघास और लोबिया का फसल चक्र।
2. पारा घास, बरसीम, ज्वार और लूसर्न का फसल चक्र।
3. ज्वार–जई का फसल चक्र।

1. बरसीम, हाथीघास और लोबिया का फसल चक्र

   इन तीनों घास की उन्नत किस्मों के बीज का ब्यौरा–

   बरसीम–बरदान, मस्कावी, जवाहर–1

   हाथीघास–एन.वी–21 पूसा जायन्ट, एन.पी.–3

   लोबिया – रशियन जायन्ट

खेती का आरम्भ रबी के फसल से करते हैं। सर्वप्रथम खेत को 2–3 बार जुताई कर लेते हैं, फिर इसमें 100–200 कि.ग्रा. सड़ी गोबर प्रति हेक्टेयर की दर से छिड़काव कर देते है। इसमें रासायनिक खाद जैसे नाइट्रोजन 20–25 कि.ग्रा. तथा फॉस्फेट अम्ल 60 कि.ग्रा. प्रति हेक्टेयर की दर से छिड़काव कर देते है। यदि बरसीम की खेती पहली बार की जा रही है तो उस खेत में नाइट्रोजन स्थिरीकरण करने वाले जीवाणु को समावेश करते हैं। इसके लिए जिस खेत में पहले बरसीम की खेती की गयी हो वहाँ से 2–5 क्विंटल मिट्टी लाकर उस खेत में मिलाते हैं जहाँ इसकी खेती की जानी है।

आधुनिक विधि यह है कि 250 ग्राम राइजोबियम कल्चर को 1 कि.ग्रा. 10 प्रतिशत शक्कर या गुड़ के घोल में मिलाकर इसे 25 से 30 कि.ग्रा. बरसीम के रात्रि भर भिगोये हुए बीज में मिला देते हैं, फिर बीज को छाया में सुखा देते हैं। यह बीज को 24 घंटे के अन्दर बुआई कर लिया जाता है। इसके बीज बोने की कई विधियाँ हैं–

1. सर्वोत्तम विधि

खेत में 5–7 से.मी. पानी भरकर हल या ट्रैक्टर से 2–3 जुताई कर कदवा कर लेते है। फिर पाटा चलाकर समतल कर उपरोक्त उपचारित बीज का छिड़काव कर दिया जाता है। खेत में इतना पानी रहना चाहिए कि 12 घंटे में सूख जाये। यह बुआई की सर्वोत्तम विधि है।

2. शुष्क विधि

इसमें जुताई कर मिट्टी को भुरभुरा बना लिया जाता है। उसके बाद उपचारित बीज का छिड़काव कर मिट्टी में मिला कर भूमि पर पाटा से समतल कर 5–7 से.मी. पानी भरकर खेत को छोड़ देते हैं।

जहाँ खेत की जुताई सम्भव नहीं है वहाँ उपचारित बीज को मिट्टी में मिलाकर छिड़काव कर पटवा देकर सिंचाई कर देते हैं।

प्रथम तोड़ में मजदूरी अधिक लगती हैं। इसलिए आर्थिक दृष्टिकोण से बुआई के 7–8 दिनों के बाद प्रथम तोड़ाई करते हैं। 55 से 60 दिनों के बाद चारा की पहली कटाई जमीन से 5–7 से.मी. छोड़कर लेते हैं। बरसीम की अच्छी उपज के लिए जाड़े में 15 दिन तथा गर्मी (मार्च एवं अप्रैल) में 10 दिनों के अन्तराल पर सिंचाई की जाती है। बाद में फसल की कटाई 30 दिनों के अन्तराल पर सिंचाई

करते हैं। 5–6 कटाई पर 400–800 क्विंटल प्रति हेक्टेयर चारा का उत्पादन होता है। बरसीम से हरा चारा अप्रैल तक मिलता रहता है। फरवरी माह में बरसीम की खड़ी फसल में हाथीघास के कल्लेदार तने के टुकड़े (30 से.मी.) को 30x60 से.मी. की दूरी पर खुरपी से खोदकर जमीन से 45 अंश कोण पर ईख की तरह बुआई कर लेते है। बुआई के बाद हल्की सिंचाई कर देते हैं। अप्रैल में बरसीम की अंतिम कटाई कर लेते हैं। अब तक हाथीघास भी थोड़ी बड़ी हो जाती है। अप्रैल में लोबिया घास की बुआई की तैयारी कर लेते हैं। इसके लिए हाथीघास की कतारों के बीच खाली खेत तैयार कर लेते हैं। इसमें 10 कि.ग्रा. नाइट्रोजन और 10 कि. ग्रा. फॉस्फेट डालते है। यह उर्वरक हाथीघास की वृद्धि करता है तथा लोबिया के लिए लाभदायक है। इसके बाद तैयार खेत में 8–10 कि.ग्रा. प्रति हेक्टेयर की दर से लोबिया की बुआई कर लेते हैं। 10–15 दिनों के अन्तराल पर सिंचाई करते हैं। जून के अन्तिम सप्ताह में लोबिया घास पहली कटाई के लिए तैयार हो जाता है। बरसात में हाथीघास का काफी फैलाव होता है। अक्टूबर आने पर पुनः बरसीम की बुआई कर लेते हैं। इस प्रकार एक ही खेत में साल भर हरा चारा प्राप्त किया जा सकता है।

2. पारा घास, बररीग, ज्वार और लूरार्न का फसल चक्र

इस फसल चक्र को अपनाने के लिए खेत को तीन भागों में विभक्त कर लेते हैं। प्रथम भाग में मार्च के महीने में 350–500 क्विंटल सड़ा गोबर प्रति हेक्टेयर मिलाकर खेत तैयार कर लेते हैं। अब इसमें कल्लीदार तना के टुकड़े (35 से 55 से.मी.) को 40–50 से.मी. की दूरी पर, पौधे से पौधे की बीच की दूरी 10–15 से. मी. रखते हुए इस प्रकार बोते हैं ताकि तने का दोनों सिरा भूमि से ऊपर हो। बुआई के तुरंत बाद भूमि की सिंचाई करते हैं। सिंचाई से भूमि को हमेशा नम रखना आवश्यक है। अतः जहाँ अधिक वर्षा होती है या नाला द्वारा (शहरी गंदे पानी) सिंचाई सम्भव है वैसे भूमि का चयन करते हैं। बुआई के 80–90 दिनों के बाद अर्थात् अगस्त के आरम्भ में प्रथम कटाई करते हैं। इसके बाद 30–35 दिनों के अन्तराल पर कटाई करते हैं। प्रत्येक कटाई के बाद 20–25 कि.ग्रा. नाइट्रोजन का छिड़काव करते हैं। अक्टूबर माह में प्रथम फसल चक्र के अनुसार बरसीम की बुआई कर लेते हैं। जाड़े के समय में जब तापमान 15 अंश सेन्टीग्रेड से नीचे चला जाता है तब पारा घास की वृद्धि रूक जाती है। तब तक बरसीम घास कटाई के लिए तैयार हो जाता है। भूमि के दूसरे भाग में प्रथम वर्ष 100–150 क्विंटल प्रति हैक्टेयर सड़ा गोबर मिलाते है। फिर रासायनिक उर्वरक नाइट्रोजन 40 कि.ग्रा., P_2O_5

20–30 किलोग्राम तथा K_2O 20–30 किलोग्राम प्रति हेक्टेयर मिलाकर खेत तैयार कर लेते हैं। नाइट्रोजन को 20–30 कि.ग्रा. दो बार देने से अधिक से अधिक लाभ होता है। प्रथम भाग बुआई के समय तथा दूसरा भाग 1 माह के अन्तराल पर दिया जाना चाहिए। दो तीन जुताई से मिट्टी को मध्य आकार में लाकर खेत तैयार कर लिया जाता है। खेत तैयार के बाद 40–50 कि.ग्रा. प्रति हेक्टेयर की दर से बुआई करते हैं। 15 से 20 दिनों के अन्तराल पर सिंचाई करते हैं। मार्च में बुआई करने पर पहली कटाई जून के आरंभ में कर लेते हैं, तत्पश्चात् 40 दिनों के अन्तर पर कटाई करते हैं। इससे अक्टूबर तक हरा चारा मिलता है। इसके अन्तिम कटाई के बाद खेत में पानी भरकर उथली जुताई कर लेते हैं, फिर 15–18 कि.ग्रा. लूसर्न की बीज प्रति हेक्टेयर की दर से बरसीम की तरह कल्चर का प्रयोग कर बुआई करते हैं। बोने के पूर्व 100 क्विंटल की दर से सड़े गोबर एवं अन्तिम जुलाई में 50 कि.ग्रा. नाइट्रोजन तथा 100 कि.ग्रा. फॉस्फेट देते हैं। गर्मी के दिनों में 10 दिनों के अन्तराल पर तथा जाड़े में 15–20 दिनों के अन्तराल पर सिंचाई करते हैं। बुआई के 60–70 दिनों के बाद पहली कटाई करते हैं, तत्पश्चात् 30–40 दिनों के अन्तर पर कटाई की जाती है। प्रतिवर्ष 6–7 कटाई में 1000–1200 क्विंटल हरा चारा प्राप्त होता है। इस भाग में लूसर्न से 2–3 साल तक हरा चारा प्राप्त होता है। भूमि के तीसरे भाग में ज्वार और बरसीम उपरोक्त विधि से लगाकर वर्ष भर हरा चारा प्राप्त किया जा सकता है। इस फसल चक्र में एक समय में पशु को दो तरह का घास मिल जाता है जिसे पशु बड़े चाव से खाते हैं।

3. ज्वार–जई का फसल चक्र

मार्च के माह में उपरोक्त विधि से ज्वार की बुआई कर लेते हैं। इससे प्रथम कटाई जून के प्रथम पखवाड़े में कर लेते हैं, फिर 40–50 दिनों के अन्तराल पर अक्टूबर तक हरा चारा लेते हैं। अक्टूबर में खेत को 2–3 जुताई द्वारा मिट्टी को मध्य आकार का कर लेते हैं, फिर 100 से 125 कि.ग्रा. प्रति हेक्टेयर की दर से यह कतार में 20–25 से.मी. की दूरी पर बुआई करते है। बुआई के समय 30–60 कि. ग्रा. P_2O_5, पोटाश 30 कि.ग्रा. प्रति हेक्टेयर एवं 20 कि.ग्रा. नाइट्रोजन खेत में डालते हैं। बुआई के 20–25 दिनों बाद पहली सिंचाई करते हैं तत्पश्चात् 15–20 दिनों के अन्तराल पर सिंचाई करते हैं। बुआई के 55–60 दिनों के बाद घास की पहली कटाई करते हैं। कटाई के बाद 20 कि.ग्रा. नाइट्रोजन का छिड़काव कर सिंचाई कर देते हैं। इसके बाद 40–45 दिनों के अन्तराल पर कटाई करते हैं। इससे फरवरी तक हरा चारा मिलता है। फिर मार्च में ज्वार की बुआई कर लेते हैं। इस प्रकार पूरे वर्ष हरा चारा मिलता रहेगा।

कुछ ऐसे ही अन्य फसल चक्र

1. ज्वार–ग्वार–जई
2. ज्वार–बरसीम
3. बाजरा–मटर–जई
4. मीठी ज्वार–बरसीम

किसान अपने खेत के अनुसार फसल चक्र अपनाकर हरा चारा उगा कर सस्ते दरों पर दुग्ध उत्पादन कर आर्थिक लाभ उठा सकते हैं।

आगे मुख्य चारा फसल के लिए संरक्षण क्रियाएं दी जा रही है –

हरा चारा संरक्षण

प्रायः देखा गया है कि सिंचित भागों को छोड़कर अन्य स्थानों पर केवल वर्षा काल में अधिक मात्रा में हरा चारा उपलब्ध होता है, जबकि ग्रीष्म ऋतु में हरे चारे का घोर अभाव होता है। पशुओं में विशेषकर दूध देने वाले पशुओं के आहार में हरे चारे का विशेष महत्व होता है। हरा चारा सुपाच्य एवं स्वास्थ्यवर्धक होता है इसलिए हरा चारा जब आवश्यकता से अधिक हो तो उसे संरक्षण विधि से ''हे'' और साइलेज बनाकर ग्रीष्म ऋतु के लिए या सूखा या अभाव ग्रस्त क्षेत्र के लिए भंडार किया जा सकता है। ''हे'' सूखा चारा के श्रेणी में तथा साइलेज रसीला चारा के श्रेणी में आता है।

'हे'

'हे' बनाना एक प्रक्रिया है जिसमें हरे चारे के नमी को 15–20 प्रतिशत तक लाकर पत्तियों के पादप एवं सूक्ष्मजीवियों के क्रियाओं का अवरूद्ध करना है ताकि उसमें उपस्थित आवश्यक पौष्टिक तत्व का ह्रास न हो। इसी शुष्क हरा चारा को 'हे' कहते है। चारा जिससे 'हे' बनाया जाता है उसके आधार पर यह दो प्रकार का होता है –

क. बेफलीदार

ख. फलीदार

'हे' बनाने के लिए हरा चारा चयन करते समय निम्न बिन्दुओं पर विचार करना आवश्यक है–

क. खोखले एवं पतले तने वाली पत्तीदार घास का चयन करना चाहिए।

ख. घास मुलायम और स्वादिष्ट होना चाहिए।

ग. घास में प्रोटीन 7–8 प्रतिशत् तथा कैल्शियम 0.5 प्रतिशत् होना चाहिए।

घ. घास ऐसा होना चाहिए जिसे काटते एवं सुखाते समय पत्तियों का ह्रास न हो।

'हे' निर्माण विधि

हरे चारे को फूल आने के पहले प्रातः काल ओस हट जाने के बाद उसे काटकर सम्पूर्ण खेत में फैलाते हैं। समय–समय पर इसे पलटते रहते हैं। धूप और हवा से यह घास धीरे–धीरे सूख जाता है। जब जल की मात्रा 15 प्रतिशत् रह जाय तो इसे ऐसी जगह संचित करें जहाँ पानी से इसकी रक्षा हो सके।

पहाड़ी क्षेत्रों में जहाँ वर्षा अधिक होती है वहाँ तीन लम्बे तथा पतले लट्ठों की एक तीगोडिया बनाकर लट्ठ के ऊपरी सिरों को तार से एक जगह बांधकर और इसके आधार को फैलाकर खड़ा कर भूमि पर त्रिभुज बनाकर फिर लट्ठ के मध्य अन्य लट्ठ बाँधकर उस पर घास डालकर सुखाते है। किसी–किसी स्थान पर पशुशाला के टीन की ढालू छत पर घास की मोटी तह बिछाकर हरी घास सुखायी जाती है।

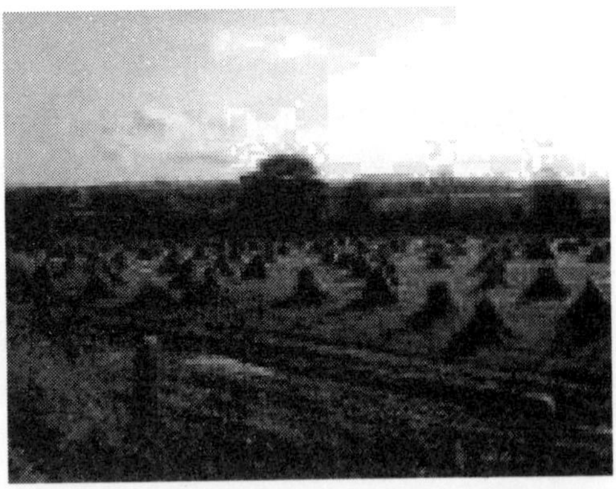

प्रतिकूल मौसम में कृत्रिम रूप से घास सुखाकर 'हे' बनाया जाता है। इसमें घास को फूल आने से पहले कटाई कर उसे टुकड़े करके बिजली से चलने वाली एक गरम हवा की भट्ठी से होकर गुजारते हैं जिससे घास की नमी कम होकर 'हे' का निर्माण होता है। इसमें घास को लगभग 2 घंटे तक भट्ठी में रखते हैं। इस विधि से निर्माण की गयी 'हे' की पौष्टिकता घास के समान रहती है। इसमें कैरोटीन की मात्रा सामान्य विधि की अपेक्षा तीन गुणी होती है।

उत्तम 'हे' के गुण–

1. पत्तियाँ अधिक होती है।
2. घास का हरा रंग कभी समाप्त नहीं होता है।
3. 'हे' में उस घास का सुगन्ध होना चाहिए जिससे उसे तैयार किया गया है।
4. 'हे' स्वादिष्ट और मुलायम होना चाहिए।
5. 'हे' में खरपतवार, धूल और मिट्टी नहीं होना चाहिए।
6. 'हे' फफूंद रहित होना चाहिए।

भारत में 'हे' निर्माण की स्थिति

भारत के अधिकतर किसान गरीब हैं। जमीन के कमी के कारण पशुओं का चारा बहुत कम भूमि में लगाते हैं। आवश्यकता से अधिक चारा उत्पादन नहीं होता है। सर्वाधिक चारा वर्षा ऋतु में उपलब्ध होता है, जिस समय घास को धूप और हवा में सुखाना मुश्किल है। कृत्रिम रूप से घास सुखाने की प्रक्रिया अधिक खर्चीला होने के कारण यहाँ के किसानों ने इसे नहीं अपनाया है।

साइलेज

हरे चारे को रसीला अवस्था में भूमि के अन्दर या विशेष प्रकार के टावर में दबा कर इस प्रकार रखते हैं कि चारा के बीच हवा न रहे, इससे चारा लम्बे समय तक संरक्षित रहता है। इसी रसीले चारा को साइलेज कहते हैं तथा इस प्रक्रिया को साइलोइंग कहते हैं–

साइलेज बनाने के लाभ–

1. 'हे' की अपेक्षा साइलेज कम जगह लेता है। इसलिए भंडारन आसान है।
2. हरा चारा अधिक समय तक संरक्षित रखा जा सकता है।
3. वर्षा ऋतु में उपलब्ध अधिक चारा को 'हे' के बदले साइलेज बनाना आसान है।
4. कम खर्च पर उच्च कोटि का हरा चारा उपलब्ध होता है।
5. यह अधिक पौष्टिक और सुपाच्य होता है।
6. साइलेज खिलाने से पशु का दुग्ध उत्पादन बढ़ जाता है।
7. साइलेज खिलाकर रातिब की कमी को पूरा किया जा सकता है।

साइलेज बनाना

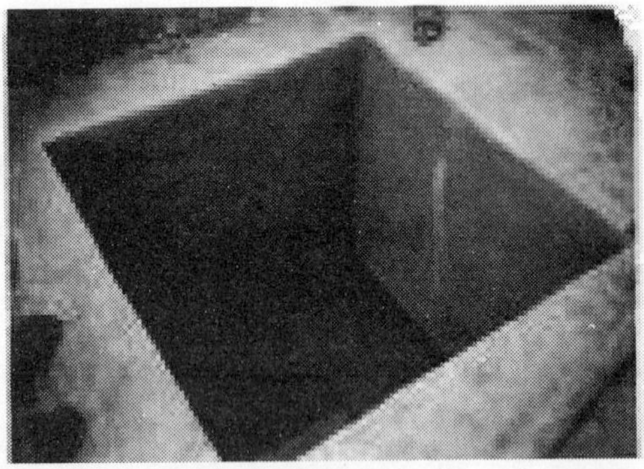

साइलेज बनाने के लिए घास में फूल लगने की अवस्था में, सुबह ओस छंटने के बाद काटकर दोपहर तक खेत में फैलाकर छोड़ देते है जिससे नमी में कुछ कमी आ जाये। दोपहर के बाद इस चारे का बण्डल बाँध कर क्रम से लगा लिया जाता है। साइलो में सर्वप्रथम कुछ घास बिछायी जाती है। फिर चारे को कुट्टी काटने के बाद साइलो में खूब दबाकर रखते हैं ताकि चारे के बीच हवा न रह जाये। फलीदार घास में कार्बोहाइड्रेट की मात्रा कम होती है। अतः चारा भरायी के समय शोरा या खनिज अम्ल का छिड़काव करना पड़ता है। चारे को जमीन से डेढ़ से दो फीट ऊँचा भरते हैं क्योंकि बाद में घास का स्तर नीचा हो जाता है। अन्त में साइलो में कुछ घास डालकर इसे मिट्टी एवं गोबर से लेप कर बन्द कर देते हैं। 50–60 दिनों तक गड्ढे को बंद रखने के पश्चात् साइलेज बन जाता है। अब आवश्यकता पड़ने पर किनारे से खोलकर आवश्यकता अनुसार साइलेज निकालकर पशु को खिलाते हैं। साइलेज के लिए जब हरी घास काट कर साइलो में भर कर दबाया जाता है तो पौधों की जीवित कोशिका श्वासोच्छवांस क्रिया करती है। इस क्रिया में कोशिका साइलो में उपस्थित आक्सीजन को ग्रहण करके कार्बनडाइऑक्साइड मुक्त करती है। लगभग 5 घंटे में साइलो में ऑक्सीजन ग्रहण हो जाता है तथा 70–80 प्रतिशत कार्बनडाइऑक्साइड बन जाता है। इस परिस्थिति में फफूंद उत्पन्न नहीं हो पाता है तथा ऑक्सीजन के अभाव या हवा के अनुपस्थिति में बढ़ने वाले जीवाणु की संख्या बढ़ती है जो चारा में उपस्थित कार्बोहाइड्रेट पर क्रिया कर दुग्धाम्ल उत्पन्न करती है। इसके अतिरिक्त एसीटिक एसीड तथा अल्कोहल बनता है। उपरोक्त अम्ल तथा अल्कोहल के कारण चारा को सड़ाने वाले जीवाणु अपनी वृद्धि नहीं कर पाते और चारा लम्बे समय तक सुरक्षित रहता है।

साइलेज बनाने में सावधानियाँ

1. साइलो में चारा काटकर बढ़िया से दबाकर रखना चाहिए ताकि चारा के बीच वायु कम से कम हो।
2. साइलो के निर्माण में पूरा ध्यान रहे कि उसमें कहीं से भी वायु प्रविष्ट न हो।

3. यदि चारा में कार्बोहाइड्रेट कम हो तो चारा साइलो में भरते समय शोरा एवं खनिज अम्ल की आवश्यकता अनुसार छिड़काव करें।
4. चारा में अधिक कार्बोहाड्रेट हो तो साइलेज बनाने की अनुशंसा नहीं की जाती है।

उपरोक्त बातों को ध्यान में रखते हुए ज्वार और मक्का में फूल आने की अवस्था में कार्बोहाइड्रेट की मात्रा साइलेज बनाने के अनुकूल होता है।

रंग एवं स्वाद के अनुसार साइलेज निम्न श्रेणी का होता है–

1. हल्की बादामी साइलेज–सर्वोत्तम।
2. हरी साइलेज–उत्तम कोटि।
3. बादामी साइलेज–मध्यम कोटि।
4. खट्टी साइलेज–निम्न कोटि।

□□□

अध्याय 8

हरा चारा आधारित आहार से दुग्धोत्पादन

घास भूसा और रातिब गाय–भैंस का मुख्य आहार है। लाभकारी गाय पालन के लिए अच्छे आहार तथा उचित मात्रा की जरूरत होती है। हरी घास गाय के स्वास्थ्य तथा दूध उत्पादन के लिए बहुत जरूरी है। जहाँ तक हो सके पशुओं को हरा चारा खिलाना चाहिए जिससे पशुओं को पोषक तत्व के साथ–साथ पर्याप्त खनिज लवण भी मिल जाये। हरा चारा पशु बड़े चाव से खाते हैं तथा यह सूखे चारा के अपेक्षा शीघ्र पचता है। गाय को पौष्टिकता से भरपूर (फलीदार) हरा चारा मिलने पर रातिब देने की जरूरत कम पड़ती है। हरे घास की तुलना में रातिब देने से दुग्ध उत्पादन अधिक खर्चीला होता है एवं आर्थिक लाभ कम होता है। एक एकड़ भूमि में हरा चारा का फसल चक्र अपनाकर 10 गाय या भैंस को पाला जा सकता है। हरे चारे को मुख्यतः दो भाग में विभक्त किया जा सकता है–

1. हरा बिना फलीदार चारा

इसमें दो तरह के चारे आते हैं। प्रथम प्रकार में स्वयं उगने वाले जैसे घास, कास आदि। जनसंख्या के वृद्धि के कारण अधिकतर भूमि पर खेती की जाती है जिससे घास एवं कास की उपलब्धता पहले से काफी कम हो गई है।

द्वितीय प्रकार जिसे चारा या अनाज के लिए उगाया जाता है जैसे नेपियर, सूडान, गिनी, मक्का, ज्वार, जई आदि। यह सभी चारे विशेषकर हरी ज्वार, मक्का, जई, आदि प्रचुरता से पशु के चारे में प्रयोग किया जाता है। यदि इन्हें फूल आने तक की दशा में काटकर खिलाया जाता है तो इनसे उत्तम मात्रा में कुल पाचक तत्व पशुओं को उपलब्ध होता है। इस घास में कुल पाचक तत्व 14 से 17 प्रतिशत तक तथा पचने योग्य प्रोटीन 1 से 1.35 प्रतिशत तक पाया जाता है।

2. हरा फलीदार चारा

इस वर्ग में लूसर्न, बरसीम, मटर, सोयाबीन आदि मुख्य चारा है। यह स्वादिष्ट और पचने वाला होने के साथ–साथ अच्छे मात्रा में पाचक प्रोटीन वाला होता है जिससे पशु अपने जीवन निर्वाह के अतिरिक्त कुछ हद तक उत्पादन आवश्यकता की भी पूर्ति करता है। इसमें कुल पाचक तत्व की मात्रा 10–12 प्रतिशत, पाचक प्रोटीन की मात्रा 2.25–3.25 प्रतिशत् तक होती है। फलीदार हरे चारे पर्याप्त मात्रा में उपलब्ध होने से गाय या भैंस जो 8 किलो तक दूध उत्पादन करती है उसे रातिब की आवश्यकता नहीं होती है।

यदि पर्याप्त मात्रा में हरा चारा को बेफलीदार सूखा चारा जैसे गेहूँ का भूसा, धान का भूसा या ज्वार की कडवी मिलाकर आहार को पूरा करते हैं तो ये पशु को पेट भरने के लिए लाभकारी होता है। इसके कुल पाचक तत्व की मात्रा 40 प्रतिशत् होती है। 8 कि.ग्रा./प्रतिदिन से अधिक उत्पादक गायों को हरा चारा या सूखा चारा के अतिरिक्त रातिब देना पड़ता है। रातिब बनाने के भिन्न–भिन्न मिश्रण के फार्मूले नीचे दिये गये हैं। स्थानीय बाजार में उपलब्ध सस्ता अवयव के द्वारा रातिब बनाकर अधिक लाभ कमाया जा सकता है। कुछ उदाहरण इस प्रकार हैं–

1. मकई का दर्रा – 50 प्रतिशत
   कपास की खल्ली – 30 प्रतिशत
   चोकर – 20 प्रतिशत
2. जौ – 30 प्रतिशत
   चोकर – 30 प्रतिशत
   मूंगफली की खल्ली – 20 प्रतिशत
   चना – 20 प्रतिशत
3. मकई – 30 प्रतिशत
   चना – 30 प्रतिशत

कपास की खल्ली	–	20 प्रतिशत
धान की कुंडी	–	10 प्रतिशत
मूंगफली की खल्ली	–	10 प्रतिशत
4. सरसों या तीसी की खल्ली	–	30 प्रतिशत
चना का दर्रा	–	20 प्रतिशत
चोकर	–	50 प्रतिशत

400 कि.ग्रा. की गाय का आहार सारणी

चारा	दुग्ध उत्पादन की क्षमता			
	5 कि.ग्रा. I II III IV	5–8 कि.ग्रा. I II III IV	8–10 कि.ग्रा. I II III IV	10–15 कि.ग्रा. I II III IV
1. फलीदार हरा चारा लूसर्न/बरसीम मात्रा कि.ग्रा.	26 X X X	48 X X X	60 X X X	60 X X X
2. बेफलीदार हरा चार				
(अ) मकई/ज्वार कि.ग्रा.	X 50 X X	X 56 X X	X X 35 X	X X 35 X
(ब) जई कि.ग्रा.	X X 35 X	X X 40 X	X 50 X X	X 50 X X
3. सूखा बेफलीदार चारा ज्वार की कडवी/गेहूँ का भूसा	XX 4, 3.8	X XX 2.8	X X X X	X X X X
4. रातिब कि.ग्रा.	X X X 3.5	X 1 X 4.5	2, 3, 4 X	4, 4.5, 6 X

450 कि.ग्रा. की भैंस का आहार सारणी

चारा	दुग्ध उत्पादन की क्षमता			
	5 कि.ग्रा. I II III IV	5–8 कि.ग्रा. I II III IV	8–10 कि.ग्रा. I II III IV	10–15 कि.ग्रा. I II III IV
1. फलीदार हरा चारा लूसर्न/बरसीम मात्रा कि.ग्रा.	30 X X X	55 X X X	60 X X X	60 X X X
2. बेफलीदार हरा चार				
(अ) मकई/ज्वार कि.ग्रा.	X 60 X X	X 56 X X	X X 40 X	X X 30 X
(ब) जई कि.ग्रा.	X X 40 X	X X 45 X	X 50 X X	X 50 X X
3. सूखा बेफलीदार चारा ज्वार की कडवी/गेहूँ का भूसा	X X 4, 3.8	X X X 2.8	X X X X	X X X X
4. रातिब कि.ग्रा.	X X X 3.5	X 1 X 4.5	2, 3, 4 X	4, 4.5, 6 X

उपरोक्त सारणी के अध्ययन से पता चलता है कि दुग्ध उत्पादन, केवल फलीदार हरा चारा, केवल बेफलीदार हरा चारा, बेफलीदार हरा चारा+भूसा, या भूसा+रातिब खिलाने से दूध उत्पादन में कोई अन्तर नहीं पड़ता है। लेकिन केवल चारा खिलाने वाले पशु सूखी वस्तु अधिक मात्रा में ग्रहण करते हैं। अनेक शोध के द्वारा प्रमाणित हो चुका है कि केवल फलीदार हरा चारा खिलाने से पशु के स्वास्थ्य एवं उत्पादन पर कोई बुरा असर नहीं पड़ता है। अतः किसान पशु को हरा चारा पर आधारित आहार खिलाकर कम लागत में दूध उत्पादन कर अधिक आर्थिक लाभ कमा सकते हैं।

□□□

अध्याय 9

भ्रूण प्रत्यारोपण तकनीकी एवं कृत्रिम गर्भाधान

भारत में पशुओं की संख्या विश्व में किसी भी देश से अधिक है। विश्व के गौवंश का 28 प्रतिशत एवं भैंसवंश का 56 प्रतिशत से अधिक भारत में पाया जाता है लेकिन दुग्ध उत्पादन की स्थिति विश्व में प्रथम होते हुए भी अत्यंत चिंताजनक है। भारत में प्रति पशु दुग्ध उत्पादन कम होने के कारण दूध के मूल्य में वृद्धि होने के उपरान्त भी उत्पादन लागत के सापेक्ष्य आर्थिक लाभ कम है। पशुपालक के अर्थिक हित के लिए एवं प्रति पशु दुग्ध उत्पादन विश्व स्तर पर लाने के लिए जानी पहचानी नस्ल एवं उच्च अनुवांशिकी गुणों वाली संतति को उत्पन्न करना है। इसके लिए राष्ट्रीय विज्ञान एवं तकनीकी मंत्रालय पशु नस्ल सुधार क्षेत्र में भ्रूण प्रत्यारोपण तकनीकी को सफलतापूर्वक संचालित करने की पहल की है।

भ्रूण प्रत्यारोपण क्या है? अति विशिष्ट नस्ल की गायों को हारमोन्स की सूई लगाकर बहुडीम्ब क्षरण द्वारा एक से अधिक अण्डे तैयार किये जाते है। इन अण्डों को दाता गाय के गर्भाशय में अति विशिष्ट सांड़ के वीर्य से कृत्रिम गर्भाधान या नैसर्गिक विधि द्वारा निषेचन कराया जाता है। इसके पश्चात् भ्रूणों का संग्रह कर अन्य पालक गाय में प्रत्यारोपण कर संतति प्राप्त किया जाता है। इस प्रक्रिया को भ्रूण प्रत्यारोपण तकनीकी कहते हैं।

भ्रूण प्रत्यारोपण तकनीकी से लाभ

1. एक गाय से उसके जीवनकाल में 5–10 बच्चे ही उत्पन्न हो सकते हैं, लेकिन भ्रूण प्रत्यारोपण तकनीकी द्वारा एक गाय से औसतन 5–8 भ्रूण प्राप्त कर उन्हें अन्य पालक गाय में प्रत्यारोपित कर एक वर्ष में 5 से 10 उन्नतशील नस्ल की संततियां प्राप्त की जा सकती है।
2. कम आयु की नर व मादा पशु का चयन कर उनसे संततियां प्राप्त की जा सकती है।
3. इस विधि द्वारा जुड़वा बछड़े या बछिया प्राप्त किया जा सकता है।
4. भ्रूण का एक शहर, राज्य या देश से दूसरे शहर, राज्य या देश में ले जाना आसान है।
5. भ्रूण को हिमीकृत कर वर्षों तक सुरक्षित रखा जा सकता है।
6. साँड़ में अनुवांशिक गुण व दोषों की पहचान की जा सकती है।
7. गाय का शीघ्र संतति परीक्षण किया जा सकता है।
8. पशुओं के बांझपन की समस्या का समाधान आसानी से हो जाता है।
9. इस विधि से संकर नस्ल के पशु बाजार के अनुरूप उत्पन्न किया जा सकता है।
10. इससे संक्रामक रोगों की रोकथाम आसानी से की जा सकती है।
11. इस विधि से रोगरोधक क्षमता वाले संतति उत्पन्न की जा सकती है।
12. उम्रदराज पशु या बूचड़खाने में भेजी जाने वाली उच्च गुणवत्ता वाले मादा पशु से ऊसाइट संकलित कर उन्हें परखनली विधि से निषेचित कर भ्रूण प्राप्त कर भ्रूण प्रत्यारोपित कर संतति प्राप्त किया जा सकता है।
13. चयनित पशुओं की संख्या में तीव्र गति से वृद्धि किया जा सकता है।

भ्रूण प्रत्यारोपण की प्रक्रिया

1. दाता तथा पालक गायों का चयन–वांछित तथा पालक गायों पर दाता गाय का चयन किया जाता है। पालक गाय स्वस्थ, सामान्य प्रजनन अंगों तथा सामान्य ऋतुचक्र वाली चयन करना चाहिए।

2. दाता गाय को गोनैडोट्रोपीन हारमोन के द्वारा बहुडिम्ब क्षरण से एक से अधिक अण्डे उत्पन्न कराये जाते हैं।
3. बहुडिम्ब क्षरण आरंभ होने के 5 वें दिन 12 घंटों के अन्तराल पर 2–3 बार कृत्रिम गर्भाधान या नैसर्गिक विधि द्वारा अण्डों को निषेचन कराया जाता है।
4. दाता गाय के ऋतुचक्र में आने के 7 दिन बाद गर्भाशय से भ्रूण निकाल लिए जाते हैं। भ्रूणों को बफर मिडिया में संरक्षित किया जाता है।
5. संकलित भ्रूण की सूक्ष्मदर्शी यंत्र से जाँच कर सामान्य भ्रूण को अलग कर बफर मिडिया में संरक्षित किया जाता है।
6. पालक गाय जिसका मदकाल दाता गाय के साथ आया हो उसमें भ्रूण का प्रत्यारोपण शैल्य क्रिया द्वारा किया जाता है।
7. यदि पालक गाय तुरन्त उपलब्ध नहीं हो या प्रत्यारोपण तुरन्त नहीं करना हो तो भ्रूण को हिमीकृत कर तरल नेत्रजन में अनिश्चित काल के लिए संचय किया जा सकता है।

भ्रूण प्रत्यारोपण की सीमा

1. निपुण पशु चिकित्सक एवं विशेष उपकरण की आवश्यकता होती है।
2. दाता गाय से भ्रूण प्राप्त करना खर्चीला एवं जटिल प्रक्रिया है।
3. पालक गाय के वृद्धि एवं चारा पर खर्च करना पड़ता है।
4. दाता एवं पालक गाय के लिए उच्च मानक प्रबंधन की आवश्यकता होती है।

इस तकनीक के संचालन प्रदेश में चार क्षेत्रीय भ्रूण प्रत्यारोपण प्रयोगशालायें एवं ग्रामीण स्तर पर 25 राज्य भ्रूण प्रत्यारोपण केन्द्रों की स्थापना की गयी है। पशु पालक भ्रूण प्रत्यारोपण तकनीक का लाभ लेकर निम्न अनुवांशिक गुणों वाले पशु से अतिविशिष्ट अनुवांशिक गुणों वाले संतति प्राप्त कर कम लागत में गौपालन या भैंस पालन व्यवसाय आरंभ कर सकते हैं।

पशुओं में कृत्रिम गर्भाधान

भारत एक कृषि प्रधान देश है। यहाँ सदियों से मिश्रित खेती का चलन है, जिसमें कृषि के साथ–साथ पशुपालन ही यहाँ के ग्रामीण लोगों के रोजगार का मुख्य साधन है। भारत में पशुओं की आबादी के अनुसार उत्पादन नहीं होता है,

जिसका मुख्य कारण अच्छी जानी मानी नस्ल की कमी एवं निम्न अनुवांशिक गुण वाले पशुओं की अधिकता है। जैसे–जैसे जनसंख्या बढ़ती जा रही वैसे–वैसे कृषि भूमि एवं चारागाह की कमी होती जा रही है, जिससे व्यक्ति के भोजन की निर्भरता पशु उत्पादन पर बढ़ता जा रहा है। इसलिये यदि हम जानी पहचानी नस्ल एवं उच्च अनुवांशिकी गुणों वाली संतति को उत्पन्न करें, तो यहाँ के किसान आर्थिक रूप से संम्पन्न होने के साथ ही देश में विदेशी मुद्रा का भण्डार बढ़ेगा।

पशुओं में उच्च अनुवांशिकता के विकास के लिये सबसे सस्ती,सरल एवं स्थापित तकनीक कृत्रिम गर्भाधान है।

कृत्रिम गर्भाधान क्या है?

मादा को मदकाल में यांत्रिक विधि द्वारा वीर्य का मादा जननांग में पशुओं के जननांग को बिना क्षति पहुँचाए सही स्थान पर रखना ही कृत्रिम गर्भाधान कहलाता है।

कृत्रिम गर्भाधान से पशुपालक को लाभ

1. कृत्रिम गर्भाधान से पशुपालक अपनी आवश्यकतानुसार अच्छे नस्ल के साँड़ के वीर्य से अपने पशु को गाभिन करा सकते हैं।
2. उच्च गुणवत्ता वाले साँड़ के गर्भाधान की संख्या काफी बढ़ जाती है। प्राकृतिक गर्भाधान में एक साँड़ एक साल में 50–60 गायों को गर्भधारण करा सकता है, जबकि कृत्रिम गर्भाधान से 1 साँड़ एक साल में 10,000 गायों को गर्भाधान करा सकता है।
3. पशुपालक प्रतिवर्ष साँड़ के चयन एवं क्रय में होने वाले श्रम एवं धन के हानि से बच जाता है।
4. पशुपालक साँड़ के रख रखाव पर होने वाले खर्च से बच जाता है।
5. इससे पशुओं में प्राकृतिक समागम से फैलने वाले यौन रोग पर रोक लगाया जा सकता है।
6. अच्छे साँड़ों के वीर्य को हिमीकृत करके इसका उपयोग कई सालों तक किया जा सकता है।
7. पशु समागम के दौरान वजन और आकार को लेकर होने वाली कठिनाई से बचा जा सकता है।

8. कृत्रिम गर्भाधान से संकर नस्ल के पशु बाजार के अनुरूप पैदा किया जाता है।
9. इसमें गर्भाधान की दर बढ़ जाती है।
10. उमदा किस्म के उम्रदराज एवं घायल नर के वीर्य को हिमीकृत कर उसके मृत्यु उपरान्त भी इसका उपयोग किया जाता है।

कृत्रिम गर्भाधान के लिये उपयुक्त समय

1. कृत्रिम गर्भाधान के लिये मध्य मद के अंतिम आधे समय से लेकर अंत मद का प्रथम आधा समय अत्यन्त उपयुक्त होता है।
2. यदि मद के लक्षण सुबह दिखता है, तो कृत्रिम गर्भाधान शाम को कराना चाहिये। यदि लक्षण शाम को दिखता है तो गर्भाधान दूसरे दिन सुबह कराना चाहिए।
3. जिन पशुओं में मद अवस्था बहुत कम अवधि 12 घंटे से कम या अधिक अवधि 30 घंटे से अधिक हो उन पशुओं में गर्भाधान का समय पशु प्रजनन विशेषज्ञ से संपर्क कर उनके सलाह पर गर्भ धारण कराना चाहिये।

कृत्रिम गर्भाधान की सीमा

1. इसके लिये निपुण पशु चिकित्सक एवं विशेष उपकरण की आवश्यकता होती है।
2. इसमें प्राकृतिक गर्भाधान से अधिक समय लगता है।
3. उपकरण की उचित साफ–सफाई एवं निसंक्रमण के अभाव में गर्भाधान दर काफी कम हो जाता है।
4. यह नर पशु की बाजार को सीमित कर दिया है।
5. यदि यौन रोग के संक्रमण को नियंत्रित नहीं किया गया तो संक्रमण अत्यधिक तेजी से फैल जायेगा।

इसलिए पशुपालक को पशु चिकित्सकों से उचित सहयोग कर कृत्रिम तकनीक का सही उपयोग कर उच्च अनुवांशिक वाले संतति प्राप्त करना चाहिये, जिससे अच्छे उत्पादन प्राप्त कर वे आर्थिक रूप से अधिक संपन्न होंगे।

❑❑❑

अध्याय 10

अमाशय एवं आंत कृमि संक्रमण

कृमि संक्रमण का अर्थ है पशुधन के पोषक तत्व की हानि एवं पशुपालक को उत्पादन की क्षति। कृमि संक्रमण से पीड़ित पशु को खाने में अरूचि, पाचन संबंधी विकार, प्रोटीन, ऊर्जा एवं खनिज लवण के उपापचय में कमी तथा इसके रोग प्रतिरोधक क्षमता में कमी आ जाता है। परिणाम स्वरूप पशु के उत्पादकता में कमी आ जाती है और प्रति इकाई उत्पादन की लागत बढ़ जाती है। साथ ही साथ दवा (कृमिनाशक) पर व्यय बढ़ जाता है और किसान को अत्यधिक आर्थिक क्षति होती है। पेट में कृमि संक्रमण से होने वाले विकार निम्न है–

1. उत्पादन में कमी।
2. खाने में अरूचि।
3. प्रोटीन के पाचन एवं अवशोषण में कमी।
4. कार्बोहाईड्रेट के पाचन एवं उपलब्धता में कमी।
5. जल एवं इलेक्ट्रोलाइट असंतुलन।
6. रोग प्रतिरोधक क्षमता में कमी।

लक्षण

अमाशय एवं आंत कृमि के संक्रमण से शारीरिक विकास रूक जाता है। पाचन क्रिया बिगड़ जाती है। जानवर दिन प्रतिदिन दुर्बल होता जाता है। रक्त की कमी हो जाती है। कभी कब्ज तो कभी दस्त की शिकायत रहती है। दस्त बदबूदार होता है। पशु के प्रजनन दर एवं उत्पादकता में कमी आ जाती है। गर्भपात भी हो जाता है। पेट के निचले भाग तथा जबड़े के नीचे अधोत्वचीय शोथ हो जाता है। अगर उचित चिकित्सा नहीं की जाये और लक्षण तीव्र हो तो पशु कुछ दिनों में मर जाता है।

पहचान

गोबर की जाँच में पाये जाने वाले अंडे एवं उनकी संख्या से कृमि की पहचान एवं तीव्रता का आसानी से पता चल जाता है।

कृमिनाशक का उपयोग

कृमिनाशक का पशुओं में दो तरह से उपयोग करते हैं।

क. बचाव के लिए।

ख. इलाज के लिए।

क. बचाव के लिए

विभिन्न पशुधन में समय–समय पर कृमिनाशक दवा देते रहते हैं ताकि कृमियों की संख्या नियंत्रण में रहे तथा इसका पशु के स्वास्थ्य पर प्रतिकूल असर न पड़े। परम्परागत प्रयोग में बार–बार कृमिनाशक दवा देकर कृमि को समाप्त करने से कोई लाभ नहीं है क्योंकि इससे पशु में उस कृमि के प्रति रोग प्रतिरोधक क्षमता खत्म हो जाता है एवं पशु पुनः संक्रमित होता है। इससे पशु रोगग्रस्त हो जाता है।

अतः आधुनिक शोध के आधार पर पशुओं को निम्न सारणी के अनुसार कृमिनाशक दवा देकर कृमियों की संख्या पर नियंत्रण रखा जाता है। इससे कृमि नियंत्रित संख्या में पशु में रहकर उनके रोग प्रतिरोधक क्षमता का विकास करता है। ध्यान रहे कि पशु रोगग्रस्त न हो एवं उत्पादन पर कोई असर न पड़े।

गाय/भैंस का कृमि नाशक से बचाव

बछड़े/बाछी – 1 महीना के उम्र में, उसके बाद प्रतिमाह 1 वर्ष तक।

कटड़ा/कटड़िया – तीसरे दिन, उसके बाद प्रतिमाह।

वयस्क में – प्रत्येक 4 माह पर।

गाभिन – गर्भकाल के 5 वें महीने में, बच्चा देने के 2 सप्ताह पूर्व एवं बच्चा देने के 2 सप्ताह बाद गाय/भैंस को कृमिनाशक देते हैं।

कृमिनाशक दवा देने के कुछ सावधानियाँ

1. गौवंश एवं भैंस वंश में बोलस को प्राथमिकता देना चाहिए। यदि तरल दवा दें तो दवा देने से पूर्व 1 प्रतिशत तुतिया का घोल देना चाहिए।
2. फेवेन्डाजोल ग्रुप की दवा, खुराक की आधी–आधी मात्रा 12 घंटे के अन्तराल पर देना चाहिए।
3. कृमिनाशक देने के 25 घंटे पहले पशु को भूखा रखना चाहिए तथा दवा देने के 6 घंटे बाद पशु को भोजन देना चाहिए। गाभिन पशु, कमजोर पशु को भूखा नहीं रखना चाहिए।
4. पशुपालक अपने सभी पशु को कृमिनाशक दवा एक ही दिन दें।
5. उपचारित पशु समूह में कोई नए पशु को कृमिनाशक से उपचारोपरान्त (48 से 72 घंटे) ही शामिल करना चाहिए।
6. दवा ग्रुप बदल–बदल कर देना चाहिए अन्यथा थोड़े दिनों बाद दवा असरहीन हो जाता है।

इसके अलावा कुछ सुझाव निम्न हैं–

1. घोंघा की संख्या कम करनी चाहिए।
2. पशु को ठहरे तालाब का जल नहीं पिलाना चाहिए।
3. उम्रदराज पशु के गोबर को तुरन्त गौशाला से हटा देना चाहिए।
4. गौशाला साफ, स्वच्छ एवं सूखा रखना चाहिए।
5. पशु को संतुलित आहार, उच्च प्रोटीन युक्त आहार जिसमें पर्याप्त मात्रा में विटामिन ए एवं बी कॉम्पलेक्स हो, देना चाहिए जिससे पशु में रोग के प्रति प्रतिरोधक क्षमता का विकास हो सके।

ख. इलाज के लिए

पशु यदि कृमि संक्रमण के कारण रोगग्रस्त हो जाये तो गोबर जाँच में मिले अंडे के अनुसार दवा देना चाहिये।

❑❑❑

पशु चिकित्सा

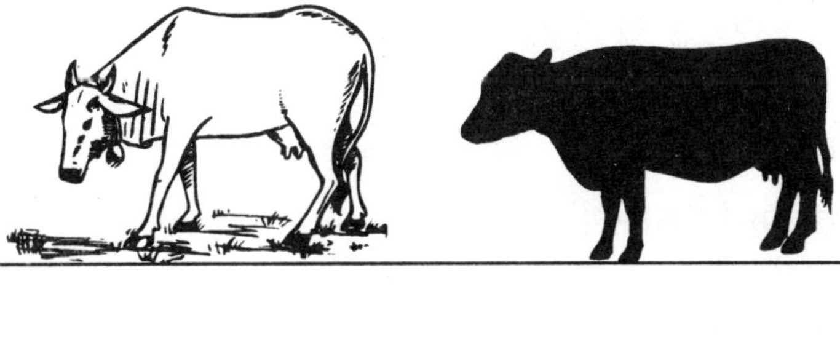

पशु चिकित्सा

जीव विज्ञान की वह शाखा जो पशुओं के रोग, उसकी रोकथाम एवं चिकित्सा से सम्बन्धित है पशु चिकित्सा विज्ञान कहलाता है।

चिकित्सा

रोग निरोधी चिकित्सा

इसमें स्वस्थ पशुओं को रोग से बचाव के लिए अपनाये जाने वाले उपाय किये जाते हैं। ये कृत्रिम सक्रीय प्रतिरक्षा (टीकारण) एवं कृत्रिम निष्क्रिय प्रतिरक्षा (एन्टीसीरम) के द्वारा किया जाता है।

रोग हर चिकित्सा

यह रोगग्रस्त पशु को रोगमुक्त करने के लिए की जानी वाली चिकित्सा है। यह दो प्रकार की होती है –

1. प्राथमिक चिकित्सा।
2. वास्तविक चिकित्सा।

1. प्राथमिक चिकित्सा

वैसे रोग हर चिकित्सा जो पशुपालक के द्वारा पशुचिकित्सक के आने के पूर्व पशु को थोड़ा आराम पहुँचाने हेतु दी जाती है प्राथमिक चिकित्सा कहलाती है।

2. वास्तविक चिकित्सा

वैसी चिकित्सा जो रोगी पशु को रोग मुक्त करने हेतु चिकित्सक के द्वारा अपनायी जाती है, इसे वास्तविक चिकित्सा कहते हैं।

अध्याय 11

रोग निदान एवं बचाव

संतुलित आहार और उचित देखभाल के बावजूद पशु कभी–कभी बीमारियों के चपेट में आ जाता है। इनमें कुछ रोग सामान्य होते हैं। इसके अन्तर्गत वे रोग आते हैं जो सामान्य देखभाल, उचित रखरखाव तथा उचित खान–पान पर नियंत्रित रखने से ठीक हो जाता है, जैसे खाँसी, जुकाम, अफरा, बदहजमी, कब्ज आदि। कुछ संक्रामक तथा जानलेवा होता है। अगर समय रहते इनका उपचार नहीं किया गया तो पशु की मृत्यु भी हो सकती है तथा पशुपालन व्यवसाय में घाटा भी हो सकता है, जैसे गलघोंटू, लंगड़िया, तिल्ली ज्वर, पोंका आदि। स्वस्थ पशु चुस्त, फुर्तीला, चमकीली आँखे, चुस्त कान, उत्तेजित शरीर और चाल–ढाल में सतर्क दिखाई देता है। शरीर का तापक्रम, हृदय गति तथा श्वसन गति सामान्य रहती है।

पशु	**शरीर का तापक्रम (°F)**	**हृदय गति (प्रति मिनट)**	**श्वसन गति (प्रति मिनट)**
गौवंश	101.5	50–60	20–25
भैंसवंश	98.3–103	40–50	15–20

पशुओं में तापक्रम ज्ञात करना

तापक्रम ज्ञात करने के लिए थर्मामीटर को पशु के गुदा में इस प्रकार लगाते हैं कि थर्मामीटर का पारे वाला भाग गुदा की झिल्ली के सम्पर्क में रहे। इस प्रकार 1 मिनट तक गुदा में रखकर पारा का स्तर पढ़ कर तापक्रम ज्ञात कर लिया जाता है।

सावधानियाँ

1. थर्मामीटर को गुदा में लगाने से पहले झटक कर पारे का स्तर 94–95 डिग्री फारेन्हाइट तक ले आना चाहिए। इसके लिए भीषण गर्मी में थर्मामीटर के बल्व वाले हिस्से को ठंडे पानी में डुबाकर झटकना चाहिए। ऐसा करने से पारा तुरंत नीचे आ जाता है।
2. पशु का तापक्रम लेने से पूर्व पशु को विश्रामावस्था में ले आना चाहिए।
3. गोबर निकालकर गुदा में थर्मामीटर लगाना अधिक उपयुक्त रहता है।
4. भोजन करने के तुरंत बाद या व्यायाम के तत्काल बाद तापक्रम नहीं लेना चाहिए। इससे पशु का तापक्रम बढ़ जाता है।

तापक्रम को प्रभावित करने वाले कारक –

1. लिंग–नर की अपेक्षा मादा का तापक्रम अधिक होता है।
2. आहार–आहार के पश्चात् पशु का तापक्रम बढ़ जाता है।
3. आयु–कम आयु के पशु का तापक्रम अधिक आयु के पशु से अधिक होता है।
4. व्यायाम–तत्काल परिश्रम के बाद तापक्रम ठंडे वातावरण के अपेक्षा अधिक होता है।

इसके अलावा बुखार, दर्द, उत्तेजना आदि की स्थिति में पशु का तापक्रम बढ़ जाता है तथा लम्बी बीमारी के बाद या रक्तश्राव द्वारा खून की कमी होने पर, उपवास,शीतांग, वृक्क के कई रोग और पुरानी बीमारियों में तापक्रम सामान्य से कम हो जाता है।

पशुओं में हृदय गति ज्ञात करना

हृदय गति के लिए पशुओं के पूँछ के अभ्युदर पृष्ठ पर स्थित कोक्सीजियल धमनी द्वारा हृदय गति ज्ञात किया जाता है। कोक्सीजीयल धमनी 1 मिनट में जितनी बार धड़कता है यही पशुओं की हृदय गति होता है।

सावधानियाँ

1. नाड़ी की गति ज्ञात करने के लिए पशु को विश्रामावस्था में रखना चाहिए।
2. नाड़ी की गति दो–तीन बार लेकर औसत नाड़ी गति की गणना करना चाहिए जो अधिक उपयुक्त होता है।

नाड़ी गति को प्रभावित करने वाले कारक –

लिंग – नर की अपेक्षा मादा की नाड़ी गति अधिक होती है।

आयु – वृद्ध पशुओं के अपेक्षा नवजात बच्चों की नाड़ी गति अधिक होती है।

श्रम – श्रम करने पर नाड़ी की गति बढ़ जाती है।

वातावरण – गर्मियों में सर्दियों की अपेक्षा नाड़ी गति तेज हो जाती है। जबकि कमजोरी, दुबलापन, दस्त, रक्तश्राव आदि की अधिकता से दुर्बलता आदि में सामान्य से अपेक्षाकृत मन्द और क्षीण चलती है।

पशुओं की श्वास गति ज्ञात करना

प्रति मिनट पशु द्वारा साँस लेने और छोड़ने की संख्या कुछ समय के अन्तराल पर लेकर औसत गणना कर श्वास गति ज्ञात कर लिया जाता है।

सावधानी

1. पशु जब शान्त हो तो श्वास गति की गणना करना चाहिए।
2. श्वास गति का पर्यवेक्षण के लिए स्टॉप वॉच की मदद लेना चाहिए।

श्वास गति प्रभावित करने वाले कारक –

1. श्रम करने पर श्वास गति बढ़ जाती है।
2. निद्रा की अवस्था में श्वास गति घट जाती है।
3. सर्दियों की अपेक्षा गर्मियों में श्वास गति बढ़ जाती है।
4. आहार ग्रहण करते समय एवं जुगाली करते समय श्वास गति बढ़ जाती है।
5. गर्भावस्था में श्वास गति बढ़ जाती है।
6. मादा पशु की श्वास गति नर पशु से अधिक होती है।

अस्वस्थ पशु के निम्न लक्षण हैं –

1. पशु खाना कम या बन्द कर देता है।
2. पशु जुगाली करना बन्द कर देता है।
3. दुधारू पशु दूध कम कर देता है।
4. शरीर का तापक्रम सामान्य से ज्यादा या कम हो जाता है।
5. नाड़ी एवं साँस की गति सामान्य से कम या ज्यादा हो जाती है।
6. गोबर और पेशाब के रंग रूप में परिवर्तन हो जाता है।
7. पशु सुस्त या उत्तेजित हो जाता है।

उपरोक्त में से कोई एक या सभी लक्षण दिखाई देने पर पशु को अस्वस्थ समझें।

पशु रोग

पशु के शरीर में किसी प्रकार का परिवर्तन जो शरीर के सामान्य कार्यों में व्यवधान उत्पन्न कर दे, रोग कहलाता है।

इलाज से बेहतर बचाव, यह कहावत पशु पर भी लागू होती है। पशु बीमार पड़ने पर दवा से ठीक तो हो जाता है लेकिन उसके इलाज पर काफी रूपया खर्च हो जाता है तथा उत्पादन भी कम हो जाता है। अतः पशु को छूतदार एवं संक्रामक रोग के प्रकोप से समय पर बचाव के साधन अपनाना और बीमारी को नियंत्रित करना, जिससे शीघ्र ही उसका दमन हो, रोकथाम कहलाता है।

इसके अर्न्तगत निम्न आधुनिक उपाय हैं

1. बिलगाव या पृथ्क्करण।
2. संगरोध
3. टीकाकरण
4. अंतः कृमियों का नियंत्रण।
5. बाह्य कृमियों का नियंत्रण।
6. शवों का अंतिम संस्कार।
7. बीमारी उन्मूलन।
8. चारागाह बदलना।

1. बिलगाव या पृथक्करण

संक्रामक या छूत रोग की आशंका होते ही रोगग्रस्त पशुओं को स्वस्थ पशु से अलग कर उसकी चिकित्सा करवानी चाहिए। उसका खाना–पानी तथा परिचारक अलग होना चाहिए। यदि परिचारक अलग सम्भव नहीं हो तो परिचारक सर्वप्रथम स्वस्थ पशु का परिचर्या करेगा फिर अस्वस्थ पशु का। अस्वस्थ पशु के परिचर्या उपरान्त रोगाणुरोधक घोल से अपना हाथ–पैर साफ कर लें। जहाँ अस्वस्थ पशु बंधा था उस फर्श तथा उसके दीवार को रोगाणुनाशक जैसे 3 प्रतिशत कॉस्टिक अथवा 5 प्रतिशत फीनॉल से धो डालना चाहिए। रोगग्रस्त पशु का चारा पानी, किसी स्वस्थ पशु के सम्पर्क में नहीं आना चाहिए। रोगी पशु के सम्पर्क में आये हुए बर्तन और जंजीर को गरम पानी में उबालकर निजर्मीकरण कर लेना चाहिए।

2. संगरोध

यह एक ऐसी व्यवस्था है जिसमें दूसरे फार्म, देश या राज्य से आये पशुओं को जिसमें संक्रामक बीमारियों की आशंका हो, फार्म के स्वस्थ पशुओं से कम से कम 15–21 दिन तक अलग रखते हैं।

3. टीकाकरण

संक्रामक रोग के बचाव के लिए पशुओं को टीकौषधि लगवा लेना एक उत्तम व्यवस्था है। टीकौषधि लेने पर 21 दिनों के बाद पशुओं को उस रोग के प्रति कृत्रिम सक्रिय प्रतिरक्षा उत्पन्न हो जाता है जिससे आगे उस पशु में रोग होने की सम्भावना नहीं रहती है। यदि रोग हो भी जाता है तो उसकी तीव्रता काफी कम होती है और उसका इलाज आसानी से हो जाता है या रोग स्वतः ठीक हो जाता है। टीका सदैव रोग प्रकोप करने वाली ऋतुओं के पूर्व लगाना चाहिए। रोगग्रस्त पशु को टीकौषधि नहीं लगाना चाहिए क्योंकि रोगग्रस्त पशु के शरीर में जीवाणुओं के कारण एन्टीजन उपस्थित रहता है तथा टीका लगाने से पुनः एन्टीजन अधिक मात्रा में पशु के शरीर में पहुँचता है जो पशु की प्रतिरक्षा को क्षीण कर देता है तथा रोग उग्र होकर पशु के मौत का कारण होता है। टीका कब और कैसे लगवाया जाये इसकी सूची दी जा रही है–

देशी, विदेशी एवं संकर नस्ल के गाय भैंसो की टीकौषधि

	टीकौषधि	आवृति
1.	खुरपका–मुँहपका रोग	साल में तीन बार
2.	गलघोंटू रोग	वर्ष में एक बार (मॉनसून पूर्व)
3.	कृष्ण जंघा रोग	वर्ष में एक बार (मॉनसून पूर्व)
4.	कैटल प्लेग रोग	वर्ष में एक बार (सर्द ऋतु)
5.	ब्रुसेला रोग	पशु चिकित्सक के राय से
6.	थेलेरियेसिस	जीवन में एक बार ग्रीष्म ऋतु से पहले

4. अंतः कृमियों का नियंत्रण

1. गोबर का परीक्षण कराकर उचित दवा रोगग्रस्त पशु को देना चाहिए।
2. पशुओं को नम एवं नीचा चारागाह पर नहीं चराना चाहिए।
3. पशुओं के रहने के स्थान को साफ–सुथरा रखें।
4. पानी सदैव स्वच्छ पिलाएं।
5. पशु के गोबर का उचित निस्तारण करें।
6. स्वस्थ पशु को चार माह के अन्तराल पर कृमिनाशक दवा लवण बदल–बदल कर देना चाहिए।
7. पशुओं को वैसे चारागाह में चरने के लिए नहीं भेजना चाहिए जहाँ संक्रमित पशु चर चुके हों।
8. चारागाह बदलकर चरने के लिए भेजना चाहिए।

5. बाह्य कृमियों का नियंत्रण

बाह्य कृमियों से बचाव के लिए गौशाला के आसपास की झाड़ियों को हटाकर साफ सुथरा रखें। यदि गौशाला में छिद्र हो तो उसे भरवा देना चाहिए। पीड़ित जानवर को चिकित्सक से सम्पर्क कर दवा देनी चाहिए। खिलाने वाली दवा जिसमें आइवरमेक्टिीन लवण पाया जाता है जैसे– इनडेक्टीन, इनडेक्टीनॉल, हाइटेक आदि; रीढ़ पर लगाने वाली दवा–फ्लुमेथरीन आदि; पानी में घोल कर लगाने

वाला–टीक आऊट, व्यूटोक्स आदि; अधोत्वचीय सूई के द्वारा–ट्रूमेक, हाइटेक आदि दवायें हैं।

6. शवों का अंतिम संस्कार

संक्रामक रोग से मरे पशु के शव को खुले मैदान, चारागाह, नदी, तालाब आदि में नहीं फेंकना चाहिए। पशु का चमड़ा भी शव से अलग नहीं करना चाहिए। शव को मृत पशु के विछावन, गोबर, मूत्र आदि के साथ गहरे गड्ढे में डालकर, उसके ऊपर 15–30 से.मी. चूना डालकर मिट्टी से ढंक कर ऊपर से काँटा डालकर पाट देना चाहिए ताकि कुत्ता, शियार उसे खोद कर बाहर न ले जायें अन्यथा एक बहुत बड़े क्षेत्र में बीमारी फैल सकती है।

7. बीमारी उन्मूलन

विकसित देशों में कुछ संक्रामक रोग (खुरहा, पोकनी, गाय का पागलपन, रैबीज आदि) होने पर पशु का बध कर उसके शव को जला दिया जाता है लेकिन भारत में धार्मिक भावना को देखते हुए ऐसा सम्भव नहीं है। अतः बीमारी उन्मूलन यहाँ गाय एवं भैंस में सम्भव नहीं है।

8. चारागाह बदलना

संक्रामक गर्भपात, गलघोंटू, लंगड़ी, तिल्ली ज्वर, जमोधा आदि रोग दूषित चारागाह से अधिक फैलता है। अतः जिस चारागाह में जाने से पशु आक्रांत होते हों या इस तरह के रोग से मृत पशु को फेंका गया हो वहाँ स्वस्थ पशु को चरने के लिए नहीं भेजना चाहिए।

उपरोक्त उपाय के द्वारा पशु को कुछ हद तक संक्रामक रोगों से बचाया जा सकता है। इसके बावजूद यदि पशु रोगग्रस्त हो जाता है तो पशु को दवा देने की आवश्यकता होती है।

पशुओं को दवा देने की निम्न विधि है –

1. पिलाना

तरल औषधि प्लास्टिक या बांस का चोंगा में भरकर चोंगा के मुँह को पशु के मुँह में डालकर मुँह में डाल दिया जाता है।

2. खिलाना

चटनी, लोए, गोली तथा कैप्सूल पशु को दवा के रूप में खिलायी जाती है।

3. एनीमा

जब पशु खाने में असमर्थ हो तो कुछ दवा एनीमा द्वारा दिया जा सकता है। एनीमा का विशेष महत्व कब्ज में है जिसमें जल एनीमा, साबुन एवं जल एनीमा, 5 प्रतिशत सोडाबाईकार्ब एनीमा, ग्लिसरीन आदि मिले पानी का एनीमा दिया जाता है।

4. दवा का बफरा

साँस की बीमारियों में दवा जैसे तारपीन तेल, यूकैलिप्टस तेल आदि का बफरा दिया जाता है। इसमें चौड़े पात्र में खौलता जल रखा जाता है जिसमें दवा डाल दिया जाता है, जिससे दवा भाप के साथ उठता है। इसे पशु के नाक के पास रखते हैं और दवा साँस के द्वारा फुसफुस तक पहुँच जाता है।

5. दवा के पानी से गरम या ठंडा सेक

इसका उपयोग घाव एवं मोच में किया जाता है। घाव में गरम सेंक लगाते हैं जबकि मोच में दोनों तरह का सेंक लगाते हैं। यदि मोच अंदरूनी है तो ठंडा सेंक लगाते है जबकि पुरानी चोट को गरम सेंक लगाते है।

6. पुल्टिस

अलसी की पुल्टिस फोड़ा पकने के लिए दिया जाता है।

7. मलहम

चोट, मोच घाव आदि में औषधि को मलहम के रूप में बाहरी अंगो पर प्रयोग किया जाता है।

8. बूंद के रूप में

आँख एवं कान में तरल दवा बूँद के रूप में दिया जाता है।

9. सूचीबेध के रूप में

सूचीबेध को निम्न तरीके से दिया जाता है–

क. अधोत्वचीय सूचीवेध
ख. अन्तः पेशी सूचीवेध
ग .अन्तः शिरा सूचीवेध
घ. अन्तः त्वचा सूचीवेध
च. इन्ट्रापेरीटोनियल सूचीवेध
छ. अन्तः अयन सूचीवेध

क. अधोत्वचीय सूचीवेध

इसमें औषधि सूई के द्वारा त्वचा के नीचे दिया जाता है। इस विधि में औषधि धीमी गति से शरीर में अवशोषित होती है। टीकौषधि प्रायः इस विधि द्वारा दिया जाता है। यह गर्दन के दोनों ओर दिया जाता है।

ख. अन्तः पेशी सूचीवेध

इसमें औषधि सूई के द्वारा माँस में देते हैं। इसके लिए सूई प्रायः गर्दन के दोनों ओर और पुट्ठों पर देते हैं। पशु का पुट्ठा प्रायः गोबर या मिट्टी से सना होता है, अतः इसकी सफाई करके ही सूई देनी चाहिए अन्यथा सूई गर्दन के दोनों ओर देना चाहिए।

ग. अन्तः शिरा सूचीवेध

यह गाय या भैंस के जुगुलर शिरा या कर्ण शिरा में दिया जाता है। इसमें औषधि शीघ्र अपना प्रभाव दिखाता है, लेकिन प्रभाव जल्द खत्म भी हो जाता है। इस विधि द्वारा जलन उत्पन्न करने वाली दवा जैसे टार्टर इमेटीक दिया जाता है या रोगी के गम्भीर स्थिति में तत्क्षण प्रभाव के लिए दिया जाता है। यह सूई धीरे–धीरे दिया जाता है साथ ही सावधानी बरतनी चाहिए कि बुलबुला नहीं रहे।

घ. अन्तः त्वचा सूचीवेध

इसमें दवा सूई द्वारा त्वचा में दिया जाता है। यह मुख्यतः परीक्षण जैसे ट्यूबरकुलीन, जॉहनीन, ब्रुसलीन, माइलिन के लिए दिया जाता है। इसमें दवा अति अल्प मात्रा में दिया जाता है।

च. इन्ट्रापेरिटोनियल इन्जेक्शन

इस विधि से अन्तःगुहा में सूई दिया जाता है।

छ. अन्तःअयन सूचीवेध

इस विधि द्वारा थनैल के उपचार में दवा दी जाती है। इसमें प्रत्येक रोगग्रस्त थन में अलग–अलग सूई दी जाती है।

पशु चिकित्सा में प्रयोग की जाने वाली साधारण औषधियाँ

1. मैग्नीशियम सल्फेट

यह एक रंगहीन, रबेदार पदार्थ है। इसे मैगसल्फ के रूप में जाना जाता है। यह रोगानुरोधक, साधारण रेचक, आक्षेपहारी, आल्टरेटीव फ्रेबीफ्यूज (बुखार कम करने के लिए) एवं मैग्नीशियम लवण की कमी से होने वाले रोग जैसे ग्रास टीटैनी, लैक्टेशन टीटैनी, आदि में उपयोगी होता है।

रोगानुरोध

सान्द्र घोल में पट्टी भींगोकर संक्रमित घाव में भरकर रखने से यह उत्तक से लसिका का बहाव करता है, जिससे घाव का संक्रमण नष्ट हो जाता है।

साधारण रेचक

250 से 300 ग्राम मैगसल्फ, समान मात्रा में नमक मिलाकर पानी में घोलकर पिलाने से यह गाय भैंस में साधारण रेचक के रूप में काम करता है।

आक्षेपहारी

जमोधा (टेटनस) में 10 प्रतिशत, 20 मि.ली. मैगसल्फ अधोत्वचीय सूचीवेध से 15 मिनट के अन्तराल पर देते हैं तो थोड़ी देर में आक्षेप खत्म हो जाता है।

फ्रेबीफ्यूज

150 से 300 ग्राम मैगसल्फ समान मात्रा में पोटेशियम नाइट्रेट में मिलाकर इसे चार भाग में बाँटकर रख लें। 1 हिस्सा सुबह–शाम पीने के पानी के साथ देने से बुखार कम हो जाता है। ग्रास टीटैनी या लैक्टेशन टीटैनी में 10–20 प्रतिशत घोल 200–300 मि.ली. अधोत्वचीय सूचीवेध से दिया जाता है।

2. रेड़ी का तेल

यह एक गाढ़ा लसलसा, रंगहीन तेल है। गाय/भैंस में 500 से 600 मि.ली. तथा बछड़ा–बछड़ी/कटड़े में 30–60 मि.ली. रेचक के रूप में कब्ज होने पर दिया जाता है।

3. खाने वाला सोडा (सोडाबाइकार्ब)

यह रंगहीन,स्वाद में नमकीन पावडर है। इसका उपयोग अम्लीयता हारी, त्वचीयशामक, कफोत्सारक, कामला तथा गठिया में उपयोगी है।

इसका 2 प्रतिशत घोल साधारण कटे, फटे, जले त्वचा पर लगाने से आराम होता है। 1 प्रतिशत घोल आँख धोने में काम आता है। पेट की अम्लीयता कम करने में आवश्यकता अनुसार 50 ग्राम पानी में घोलकर सुबह–शाम, गठिया में सोडाबायकार्ब तथा सोडियम सैलीसीलेट 30–30 ग्राम मिलाकर शुबह–शाम मूत्र के अलकलीय होने तक देते हैं।

पोटेशियम परमैग्नेट

इसका उपयोग कीटाणुनाशक के रूप में होता है। 5 प्रतिशत घोल साधारण सफाई में तथा 0.1 से 1 प्रतिशत का घोल घाव धोने में इस्तेमाल किया जाता है।

नीला थोथा

इसका उपयोग पेट के कीड़े मारने में 1 प्रतिशत 100 मि.ली. प्रयुक्त होता है। 1 प्रतिशत से 3 प्रतिशत घोल वेजीनाइटिस, कन्जंक्टिवाइटिस में उपयोगी है। 1 प्रतिशत घोल ओसोफीजीअल ग्रूव बन्द करने में होता है।

फिनाइल

यह कीटाणुनाशक के रूप में प्रयुक्त होता है। खुरपका–मुँहपका रोग में खुर धोने के लिए 5 प्रतिशत तथा मुँह के अन्दर लगाने के लिए 10 प्रतिशत घोल का उपयोग किया जाता है।

फिटकरी

यह एक रंगहीन पदार्थ है। यह द्रवों को जमाती है व तन्तुओं को संकुचित करती है तथा खून बहने से रोकती है। 2 से 8 प्रतिशत घोल का प्रयोग आँख धोने में, गर्भाशय शोथ में, सर्दी और मुख प्रदाह में रोगाणुरोधक के रूप में होता है। आंतरिक रक्त प्रवाह रोकने में 100 ग्राम फिटकरी को चार भाग में विभक्त कर 25 ग्राम सुबह–शाम सेवन करायी जाती है।

पशु रोग का वर्गीकरण

1. कारण के अनुसार।
2. रोग आरम्भ होने के अनुसार।
3. प्रकोप एवं अवधि के अनुसार।
4. रोगग्रस्त भागों में परिवर्तन के अनुसार।
5. वितरण के अनुसार।
6. प्रभावित रोगग्रस्त भाग के अनुसार।
7. लाक्षणिक घटना के अनुसार।
8. कारक के अनुसार।

1. कारण के अनुसार

इसे 2 भागों में विभक्त किया गया है –

क. विशिष्ट रोग   ख. अविशिष्ट रोग

क. विशिष्ट रोग

वे रोग जिसका कारण निश्चित् हो, विशिष्ट रोग कहलाता है, जैसे खुरपका–मुँहपका, गलघोंटू इत्यादि। ये मुख्यतः दो प्रकार के होते हैं –

(i) संक्रामक रोग

वे रोग जो जीवाणु, विषाणु, कवक एवं प्रोटोजोआ के द्वारा प्रसार किया जाता है, संक्रामक रोग कहलाता है। ऐसे रोग अस्वस्थ पशु से स्वस्थ पशु में उनके शारीरिक सम्पर्क से या सम्पर्क में रहने वाले पदार्थ के द्वारा पहुँचता है, जैसे जमोधा, पशु प्लेग आदि।

(ii) छूत रोग

जैसा कि नाम से विदित है रोग का फैलाव रोगी पशु से स्वस्थ पशु में सीधे सम्पर्क में आने से होता है। इस रोग का प्रसार एक स्थान से दूसरे स्थान वायु, जल, पशु, पक्षी और मनुष्य द्वारा होता है जैसे पशु प्लेग, गलघोंटू आदि। सभी छूत रोग संक्रामक रोग होते हैं लेकिन सभी संक्रामक रोग छूत रोग नहीं होते हैं।

ख. अतिविशिष्ट रोग

वे रोग जिसके कारण अनेक और निश्चित होता है जैसे वेदना, दस्त, अफरा आदि।

2. रोग आरम्भ होने के अनुसार

क. पैतृक रोग

वे रोग जो माता–पिता से संतति में आता है जैसे हीमोफीलिया, मिर्गी आदि।

ख. जन्मजात रोग

वे रोग जो संतति के गर्भकाल में ही लग जाता है जैसे जन्मजात क्षयरोग, ब्रूसेलोसिस (संसर्गज गर्भश्राव)।

ग. अर्जित रोग

वे रोग जो पशु में पैदा होने के बाद जीवनकाल में ग्रहण करता है। संक्रामक रोग अर्जित रोग की श्रेणी में आते हैं।

3. प्रकोप एवं अवधि के अनुसार

क. अति उग्र रोग

वैसे रोग जिसकी आक्रमण इतनी तीव्र एवं भयानक होती है कि पशु बिना लक्षण के एकाएक मर जाता है। मरने का कारण भी पता नहीं चलता है। इस रोग में पशु को चिकित्सा का समय भी नहीं मिलता है।

ख. उग्र रोग

वैसे रोग जो अति तीक्ष्ण रूप से उत्पन्न होता है और तीव्र प्रकोप करके शीघ्र समाप्त हो जाता है।

ग. स्वल्पकालीन रोग

वैसे रोग जिसका आरम्भ तेजी से होता है एवं इसकी अवधि उग्र रोग से अधिक होती है।

घ. चिरकालीन रोग

वैसे रोग जो धीरे–धीरे प्रकट होकर, लम्बे समय में समाप्त होते हैं।

4. रोगग्रस्त भागों में परिवर्तन के अनुसार

क. क्रियात्मक रोग

वे रोग जो किसी अंग के कार्य को केवल प्रभावित करता है।

ख. रचनात्मक रोग

वे रोग जो अंग के बनावट पर केवल प्रभाव डालता है।

5. वितरण के अनुसार

क. स्थानिकमारी

ऐसे रोग जो कम क्षेत्रफल में पशुओं में फैलता है स्थानिकमारी कहलाता है।

ख. पशुमहामारी

ऐसे रोग जो बहुत बड़े भू–भाग में पशुओं को एक साथ प्रभावित कर फैलता है पशुमहामारी कहलाता है।

ग. पैनजूटिक

वैसे रोग जो बड़े भू–भाग में बहुत सी पशु जातियों में एक साथ प्रभावित कर फैलता है पैनजूटिक कहलाता है।

घ. विदेशी रोग

ऐसे रोग जो विदेश से लाये गये पशुओं के द्वारा फैलाया जाता है विदेशी रोग कहलाता है, जैसे– दक्षिण अफ्रीकी अश्व रोग।

ड़. विकर्णी रोग

जो रोग कभी–कभी छिट पुट होते दिखाई पड़ते हैं विकर्णी रोग कहलाता है।

6. प्रभावित रोगग्रस्त भाग के अनुसार

क. सामान्य रोग

वे रोग जो एक ही समय में शरीर के कई तंत्र या सम्पूर्ण शरीर को प्रभावित करता है सामान्य रोग कहलाता है।

ख. स्थानीय रोग

वे रोग जो एक समय में शरीर के किसी विशेष तंत्र को प्रभावित करता है स्थानीय रोग कहलाता है।

7. लाक्षणिक घटना के अनुसार

क. प्राथमिक रोग

वे रोग जो स्वतंत्र रूप से अपना संक्रमण कर प्रथम लक्षण प्रकट करता है प्राथमिक रोग कहलाता है।

ख. द्वितीयक रोग

वे रोग जो प्राथमिक रोग के परिणाम स्वरूप उत्पन्न होता है द्वितीयक रोग कहलाता है।

8. कारक के अनुसार

क. जीवाणु जनित रोग

वे रोग जो जीवाणुओं के द्वारा फैलाया जाता है जैसे – गिल्टी रोग, जहरवाद आदि।

ख. विषाणुजनित रोग

वे रोग जो विषाणुओं के द्वारा फैलते है, जैसे चेचक, खुरपका–मुँहपका आदि।

ग. फफूंद जनित रोग

वे रोग जो फफूंद के द्वारा फैलते है जैसे कवक जनित थनैला, दाद आदि।

घ. प्रोटोजोआ जनित रोग

वे रोग जो प्रोटोजोआ के द्वारा फैलाया जाता है, जैसे किलनी ज्वर, सर्रा आदि।

ड़. उपापचयी रोग

वे रोग जो उपापचयिक गड़बड़ी से होता है, जैसे दुग्ध ज्वर, ग्रास टेटैनी आदि।

च. विषाक्तता रोग

वे रोग जो सर्प विष, पौधों एवं रासायनिक पदार्थ द्वारा उत्पन्न होता है विषाक्तता रोग कहलाता है।

□□□

अध्याय 12

प्राथमिक उपचार

वैसे रोग हर चिकित्सा जो पशुपालक के द्वारा पशु चिकित्सक के आने के पूर्व पशु को थोड़ा आराम पहुँचाने हेतु दी जाती है। यह प्राथमिक उपचार कहलाता है। पशुओं में होने वाले मुख्य प्राथमिक उपचार निम्न हैं–

जख्म

जख्म से खून रिस रहा हो तो खून बहना बंद करने के लिये 1 प्रतिशत फिटकरी या फिनाइल में रूई को डुबोकर जख्म पर रख कर 10–15 मिनट तक दबा कर रखने से खून बंद हो जाता है, फिर जख्म पर प्रतिदिन सुबह, दोपहर, शाम स्किन हील, ट्रॉपीकैन्ट, विस्प्रेक स्प्रे में से कोई एक जख्म ठीक होने तक लगावें। खुर में घाव होने पर खुर को 1 प्रतिशत तुतीया के घोल में 15–20 मिनट प्रतिदिन डुबोने से घाव जल्द ठीक होता है।

आग से जलने पर घाव पर चूने का पानी और अलसी का तेल बराबर मात्रा में मिलाकर लगाना चाहिए। थन पर घाव होने से थन को 1:4000 पोटाश के घोल से धोकर बोरिक एसिड प्रतिदिन लगाना चाहिए।

चोट–मोच

ताजी चोट–मोच में ठण्डे पानी से सेक दी जाये और संभव हो तो बर्फ के चूरे की पोटली बांध दी जाये। पुरानी चोट–मोच को गुनगुने पानी में नमक डालकर सेकना चाहिए। सेकने के उपरांत निम्न मिश्रण से मालिश कर मोटे कपड़े से पट्टी बाँध दी जाये।

अलसी का तेल – 100 मि.ली.

तारपीन का तेल – 10 मि.ली.

कपूर – 20 ग्राम

पशु को पूर्ण आराम दें। उसे चराने के लिये भी न ले जायें।

खुजली

खुजली वाले स्थान पर बाल काटकर, साबुन से धोकर साफ करके सूखने के उपरांत 2 भाग गंधक, 8 भाग अलसी का तेल तथा 1 भाग कोलतार का मिश्रण बनाकर खुजली वाले स्थान पर दिन में दो बार लगाना चाहिए।

कब्ज

इसमें गोबर कड़ा होकर निकलता है। कभी–कभी गोबर के साथ म्यूकस (आँव) भी आता है। जिससे पशु को गोबर त्याग के समय कष्ट होता है। इसके लिये 100 ग्राम मैगसल्फ, 100 ग्राम नमक मिलाकर 200 ग्राम सुबह शाम का खुराक देने से आराम होता है। उपरोक्त दवा से लाभ नहीं मिलने पर मुसब्बर 30 ग्राम सुबह–शाम देना चाहिए। मुसब्बर गर्भित पशु, दुधारू पशु एवं उच्च ज्वर में नहीं देनी चाहिए।

कब्ज से बचने के लिये पशु को रेशेदार आहार पर्याप्त मात्रा में देना चाहिए तथा पशु को उपयुक्त व्यायाम कराना (टहलाना/चराना) चाहिए।

पेचिस

इसमें पशु को पेट में मरोड़ एवं गोबर के साथ सफेद या लाल म्यूकस आता है। गोबर पतला एवं दुर्गन्ध युक्त होता है। इसके लिये बड़े पशुओं को 500 मि.ली. तथा छोटे पशुओं को 50–100 मि.ली. अलसी का तेल पिलाते हैं। इसके कुछ घंटे बाद 25 ग्राम खडिया मिट्टी, कत्था 30–60 ग्राम व बेल का गूदा 300 ग्राम मिलाकर देना चाहिए अथवा खडिया मिट्टी 25 ग्राम तथा सोंठ 10 ग्राम मिलाकर

चावल के मांड़ के साथ पिलाने से लाभ मिलता है। छोटे पशुओं में उपरोक्त दवा की आधी खुराक देनी चाहिए।

अफरा

रोमान्थी पशुओं में अधिक कार्बोहाईड्रेट युक्त या फलीदार चारा खिलाने से अथवा सड़े गले चारा खिलाने से अधिक गैस बनता है एवं पशु का पेट फूल जाता है। 50 मि.ली. तारपीन तेल, 10 ग्राम हींग, 160 ग्राम नौसादर 500 मि.ली. अलसी के तेल में मिलाकर पिलायें। छोटे पशुओं में उपरोक्त दवा का चौथाई खुराक पिलावें।

जेर का अटकना

पशु में जेर बच्चे देने के चार घंटे में नहीं गिरने पर –

50 ग्राम अजवाइन

250 ग्राम मेथी

250 ग्राम सोंठ

250 ग्राम गुड़

30 ग्राम अरगेट प्रिपरेटा

1000 मि.ली. गुनगुने पानी में मिलाकर पिलाना चाहिए।

सींग टूटना

यदि सींग का खोल केवल टूटकर अलग हो गया हो तो टिन्चर वेनजॉइन युक्त पट्टी बांधने से खून बंद हो जाता है। पट्टी को बिना खोले ही 7 दिनों तक टिन्चर आयोडीन का घोल पट्टी पर देते रहना चाहिए। यदि पूरा सींग टूट जाये तो 1 प्रतिशत फिटकरी का घोल ठंडा जल में बनाकर पट्टी भिगोकर पट्टी रखकर थोड़ी देर दबाने से खून बहना बंद हो जाता है, उसके बाद कीटाणुनाशक दवा लगाकर पट्टी बांध कर पशु चिकित्सक से संपर्क करना चाहिए।

नाक से खून गिरना

कभी–कभी नाक में जोंक के होने से खून गिरने लगता है, इसके लिये 5 प्रतिशत नमक का घोल डालने से जोंक मर जाता है फिर उसे चिमटी से बाहर निकाल देना चाहिए। अन्य स्थिति में 5 प्रतिशत फिटकरी का घोल पशु के नथुनों

में डालें, पशु का सिर इस अवस्था में रखें की घोल गले में न पहुँचे। पशु के नाक के ऊपर बर्फ या ठण्डी पटि्टयाँ लगाकर पशु को ठण्डे स्थान पर आराम करने दें।

चर्म रोग

चर्म रोग मुख्यतः भौतिक, रासायनिक एवं जैविक कारणों से होता है। जैविक कारणों में फफूंद से होने वाले चर्म रोग का प्रमुख स्थान है।

पशुओं को आरम्भ में खुजली व जलन महसूस होता है। रोगग्रस्त स्थान पर रक्त संचार बढ़ जाने के कारण पशु की त्वचा लाल हो जाती है। चमड़ी का बाल धीरे–धीरे गिरने लगता है तथा बाल रहित चकता हो जाता है। चकते पर पतली पपड़ी दिखाई देने लगती है। कभी–कभी हल्का पीला द्रव या अधिक खुजलाने पर रक्त भी निकलता है, बाद में ऐसे स्थान पर चमड़ी मोटी एवं कड़ी हो जाती है। पशुओं के ऐसे स्थान को स्वच्छ जल से साफ कर उसे थोड़ा खुरच कर सेलिसिलिक अम्ल 2 प्रतिशत तथा बेंजोइक अम्ल 6 प्रतिशत से बने मलहम दिन में तीन बार लगाना चाहिए।

संक्रामक रोग/छूत रोग

पशुओं में संक्रामक एवं छूत से होने वाले रोगों के कारण के आधार पर विभक्त कर प्रमुख रोग की सूची निम्न है :

अ. जीवाणु जनित रोग

1. गलघोंटू
2. गिल्टी रोग
3. लंगड़ा बुखार
4. जमोधा
5. संक्रामक गर्भपात
6. नेवेल इल
7. वत्स पेचिस
8. क्षय रोग
9. सूखा रोग
10. एक्टीनोवैसिलोसिस
11. एक्टीनोमाइकोसिस

ब. विषाणुजनित रोग

1. खुरपका–मुँहपका
2. कैटल प्लेग
3. अढ़ैया
4. चेचक
5. रैबीज
6. मैलीगनेंट कैटारल ज्वर
7. म्यूकोजल रोग

स. परजीवी रोग

1. एक कोशिकीय परजीवी रोग

1. सर्रा
2. लाल पेशाब/रेडवाटर रोग
3. थेलेरियोसिस
4. ट्राइकोमोनिएसिस

2. बहुकोशिकीय परजीवी रोग

1. पत्तीकृमि
2. फीता कृमि
3. गोल कृमि

द. रिकेट्सियल रोग

एनाप्लाजमोसिस

□□□

अध्याय 13

जीवाणु जनित रोग

गलघोंटू

विविध नाम – एच.एस., डकहा, गला रूकना, घुर्रखा, गलफुल्ला एवं हीमोरेजिक सेप्टीसीमिया।

रोग परिचय

यह एक संक्रामक जीवाणु जनित घातक रोग है। इस रोग से ग्रसित पशु को तेज बुखार के साथ–साथ साँस की शिकायत होती है। कंठ और उसके आस–पास शोथ आ जाता है। आरम्भ में कब्ज और पेट में दर्द रहता है। पशु का पेट फूल जाता है तथा बाद में पतले दस्त आने लगता है। मुँह से लार तथा नाक से गाढ़ा श्राव निकलता है। जहरवाद के कारण शरीर के विभिन्न अंगों से रक्त श्राव होता है। यदि इस रोग से प्रभावित पशु को ठीक समय पर उपचार नहीं किया जाये तो पशु की मृत्यु हो जाती है।

कारण

पशुओं में गलघोंटू रोग का कारण पाश्चुरैला मल्टोसिडा ग्राम निगेटिव अण्डाणु आकार के जीवाणु होते हैं जो मिथाइलीन–ब्लू डाइ से रंगने पर द्विध्रुवीय आकार

में दिखायी देता है। पशुओं में रोग उत्पत्ति इस जीवाणु से दूषित आहार एवं जल के सेवन से होता है। इस रोग के फैलने में प्रतिकूल मौसम, दूषित वातावरण, पशु की थकान, कुपोषण और वातावरण की नमी विशेष रूप से सहायक होती है।

रोग व्यापकता

यह गौवंश एवं भैंस वंश दोनों का रोग है। इस रोग से पीड़ित पशुओं में से 50–100 प्रतिशत तक की मृत्यु हो जाती है। आमतौर पर यह रोग वर्षा ऋतु के आरम्भ में होता है। लेकिन कुछ वर्षों से देखा जाता है कि यह रोग किसी भी मौसम में पशु की रोग प्रतिरोधक क्षमता कम होने पर हो सकता है।

रोगजनकता या उद्भवन काल

जीवाणु संक्रमण के 1–3 दिनों के भीतर पशु में रोग के लक्षण प्रकट हो जाते हैं। पशु के गले पर शोथ होने से लक्षण प्रकट होने में अधिक समय लग जाता है। कभी–कभी यह अवधि 2–5 दिन हो सकती है।

लक्षण – इस रोग की तीन अवस्थायें होती है –

1. तीव्र रक्त पूतित अवस्था

इसमें पशु के शरीर का तापक्रम एकाएक बढ़कर 104 डिग्री फा. से 108 डिग्री फा. तक पहुँच जाता है। पशु के मुँह से अत्याधिक लार निकलता है। पशु खाना छोड़ देता है एवं सुस्त हो जाता है। पेट में ऐंठन होती है और रक्त या म्यूकस मिला हुआ दस्त होता है। कुछ पशुओं में आरम्भ में कब्ज रहता है, पेट फूल जाता है, फिर जोर लगाकर दस्त आता है। आँखे एवं शरीर की सभी श्लैष्मिक झिल्लियाँ सूजकर लाल हो जाती है। पशु 24 घंटे के अन्दर मर जाता है।

2. शोथ रूप

इस अवस्था में तेज बुखार, गले, गलकम्बल एवं निचले जबड़े के बीच सूजन (सूजन कड़ी, गर्म एवं दर्द युक्त) जीभ का सूजकर बाहर निकल आना आदि प्रमुख लक्षण हैं। सूई चुभोने पर सूजन से पानी नहीं निकलता है। सूजन अधिक बढ़ जाने पर रोगी को साँस लेने में कठिनाई होती है और साँस लेने में घुर्र–घुर्र की आवाज आने लगती है। अंत में बेचैन होकर गिर पड़ता है, फलस्वरूप 24–30 घंटे में मृत्यु हो जाती है।

3. फुस्फुसीय रूप

रोग उद्भेद के अंतिम अवस्था में कुछ रोगग्रस्त पशु में न्यूमोनिया जैसा लक्षण मिलता है। पशु को श्वास गहरी एवं जल्दी–जल्दी आने लगता है। पशु के नाक व मुँह से सफेद व लाल रंग का श्राव गिरता है। श्राव बदबूदार होता है, सूजन सख्त, गर्म एवं दर्द रहित होता है। पशु का मुँह खुला रहता है। अवयस्क की मृत्यु शीघ्र हो जाती है जबकि वयस्क की मौत 4–6 दिनों में होती है।

निदान

इस रोग के निदान हेतु निम्न परीक्षण किये जाते हैं –

1. प्रभावित पशु के रक्त का कॉच की स्लाईड पर आलेप बनाकर मिथाइलीन ब्लू डाई से रंगा जाता है। फिर इसे सूक्ष्मदर्शी द्वारा देखने पर इस रोग के द्विध्रुवीय जीवाणु दिखाई देते हैं।
2. रोग के जीवाणु का पृथक्कीकरण कर उपयुक्त माध्यम में उगाकर व पहचान कर।

सीरम से परीक्षण के द्वारा

उपचार

1. सल्फा दवा जैसे बैसाडीन अथवा सल्फाडीमीडीन 33.3 प्रतिशत 100 मि.ली. सुबह–शाम अन्तः शिरा से दें। आजकल इससे उत्कृष्ठ किस्म की दवा जैसे एमोक्सीसीलीन + क्लोक्सासीलीन या एम्पीसीलीन + क्लोक्सासीलीन या सेफोपेराजोन + सल्बैक्टम या सेफ्ट्रियाजोन + टैजोवैक्टम आदि 3 से 4 ग्राम शरीर वजन के अनुसार 24 घंटे के अंतराल पर 5 दिन दें।
2. एन्टी एलर्जिक दवा जैसे एविल, फेनालीन, फेनारगन 10 मि.ली. माँस में सूई द्वारा दें।
3. कॉटीकोस्टेराइड 5 मि.ली. शिरा में दें।
4. बी कॉम्पलेक्स की सूई 5 दिनों तक दें।

Prescription

Rx

1. Solzon - 3 g x 10 vial
   1 vial l/M bid for 5 days
2. Avil - 10 ml vial x 5 vial
   10 ml l/M daily for 5 days
3. MP - 3 - 100 ml vial
   30 ml l/M for 3 days
4. Vetcort - 5 ml vial
   5 ml I/V
5. Hepalex - 30 ml vial x 5 vial
   30 ml l/M for 5 days

बचाव व रोकथाम

1. वर्ष में दो बार, पहला मई–जून में व दूसरा नवम्बर–दिसम्बर में गलघोंटू का टीका लगाना चाहिए।
2. रोग प्रकोप की स्थिति में रोग ग्रस्त पशुओं में टीकाकरण नहीं करना चाहिए। संभव हो तो रोगी पशु के संपर्क में आने पर पशुओं को एच.एस. एन्टीसीरम 15 मि.ली. अधोत्वचीय देना चाहिए। रोग प्रकोप के आस पास के क्षेत्रों में पशुओं में टीकाकरण किया जा सकता है। जिसके लिये प्रत्येक पशु के लिये अलग–अलग सूई का प्रयोग करना चाहिए।
3. रोग में मरे हुये पशुओं को 6 फीट गहरा जमीन में गाड़ देना चाहिए।
4. जिस स्थान पर पशु मरा हो उस स्थान की सफाई कीटाणुनाशक से करना चाहिए।
5. रोगग्रस्त चारागाह में स्वस्थ पशु को चरने नहीं भेजना चाहिए।

गिल्टी रोग

विविध नाम – विष ज्वर, गरही, पिल्ही, एन्थ्रेक्स, खुर्दवा आदि।

रोग परिचय

यह एक संक्रामक जीवाणु जनित रोग है। इस रोग से ग्रसित पशु की अचानक मृत्यु हो जाती है तथा मरणोपरांत मुँह, नाक, गुदा एवं भगद्वार से झाग युक्त काला रक्त निकलता है। पशु का शव अकड़ता नहीं है एवं तिल्ली का आकार बढ़ जाता है।

कारण

वेसीलस एन्थ्रैसिस नामक जीवाणु के कारण यह रोग होता है। यह जीवाणु ग्राम तकनीक से रंगने पर नीला दिखाई देता है। दण्डाणु के आकार के दो या तीन जीवाणु जुड़े मिलते हैं। यह जीवाणु बीजाणु उत्पन्न करने वाला होता है जो सामान्य वातावरण में नहीं मरते व कई वर्षों तक वातावरण में बने रहते हैं। यह जीवाणु शरीर के अंदर बीजाणु नहीं बनाते हैं वरन जब रक्त शरीर से बाहर निकलता है तो ऑक्सीजन के उपस्थिति में बीजाणु बनता है। अतः इस रोग से मृत पशु की खाल नहीं निकालना चाहिए तथा शव विच्छेदन नहीं करना चाहिये।

रोग व्यापकता

यह रोग गौवंश एवं भैसवंश दोनों में देखा जाता है। पशुओं में इस रोग के प्रति रोग प्रतिरोधक क्षमता कम होने पर इस रोग का अति तीव्र अवस्था देखा गया है। अक्सर वर्षा ऋतु के दौरान या उपरांत इस रोग का प्रकोप होता है।

रोगजनकता या उद्भवन काल

प्राकृतिक फैलाव में इस रोग का उद्भवन काल 3 से 14 दिन होता है।

छूत लगने के ढंग

इस रोग का प्रसार मुख्यतः तीन ढंग से होता है।

1. अन्तः ग्रहण द्वारा
2. श्वसन द्वारा
3. त्वचा द्वारा

1. अन्तः ग्रहण द्वारा

जीवाणु या बीजाणु से दूषित भोजन तथा जल ग्रहण करने से यह बिमारी फैलती है।

2. श्वास द्वारा

श्वास प्रणाली से यह रोग फैल सकता है। लेकिन पशु में इसके द्वारा संक्रमण कम ही होता है। इस विधि द्वारा फैक्ट्री में काम करने वाले मनुष्य में यह रोग उत्पन्न होता है।

3. त्वचा द्वारा

त्वचा में हुऐ जख्म एवं घाव से यह रोग फैलता है। पशुओं में काटने वाले मक्खी एवं अन्य कीट जब किसी रोग ग्रस्त पशु के खून को चूसकर स्वस्थ पशु को काटता है तो उस पशु को रोग हो सकता है।

रोग ग्रस्त पशु के दूध में जीवाणु नहीं पाये जाते हैं।

लक्षण

गौवंश एवं भैसवंश में यह रोग दो अवस्था में पाया जाता है।

1. अति तीव्र अवस्था

रोग उद्‌भेद के समय रोग सामान्यतः अति तीव्र अवस्था में होता है। पशु बिना किसी लक्षण के मृत पाया जाता है। कुछ पशु में उच्च ज्वर, शरीर के माँसपेशी का कंपन, साँस लेने में कष्ट एवं आँख की झिल्ली लाल आदि लक्षण देखने को मिलता है। पशु 1–2 घंटे में मर जाता है। मृत्युपरांत मुँह नाक एवं मलद्वार से रक्त मिला हुआ झागदार श्राव निकलना आदि इस रोग के लक्षण हैं।

2. तीव्र अवस्था

इस अवस्था में उच्च तापमान 105^0–108^0 फा. हो जाता है। पशु कुछ देर के लिये उत्तेजित होकर सुस्त पड़ जाता है। पशु तीव्र एवं गहरी साँस लेने लगता है। पशु खाना–पीना, जुगाली करना बंद कर देता है। गर्भित पशु में गर्भपात हो जाता है। दूध उत्पादन घट जाता है। नाक, मुँह और मलद्वार से खून निकलता है। पशु 48 घंटे में मर जाता है।

शव परीक्षण

शव के नाक, मुँह, भगद्वार एवं गुदा आदि से काले रंग का रक्त निकलता है। शव में अकड़न नहीं आता है। इस रोग से मृत पशु का शव विच्छेदन नहीं किया जाता है। शंका होने पर शव के कान से रक्त लेकर काँच की स्लाईड पर आलेप बनाकर उसे ग्राम तकनीक के द्वारा रंग कर सूक्ष्मदर्शी में देखते हैं। यदि नीले रंग के अंडाणु (2–3) का समूह मिलता है तो रोग की पुष्टि होती है। यदि भूलवश इस रोग से मृत शव का शव विच्छेदन हो जाये तो शव को 6 फीट गहरे गड्ढे में चूने के साथ दबा देना चाहिए एवं शव विच्छेदन स्थल को 5 प्रतिशत फीनॉल के घोल से साफ करना चाहिए।

निदान

प्रारम्भिक अवस्था में जब केवल बुखार के लक्षण ही प्रकट हुए हों तो पशु को बचाया जा सकता है। इसके लिये निम्न दवा दी जाती है –

Prescription
Rx
1. Intamycin-100 मि.ली. x 2 वायल
   50 ml I/V प्रतिदिन
2. Anthrax antiserum 150 मि.ली.
   150 ml I/V प्रतिदिन
3. MP-3 - 30 मि.ली. x 5 वायल
   30 ml I/M प्रतिदिन

1. पेनीसीलीन 40 लाख यूनिट सुबह–शाम

   अथवा

   स्ट्रेपटोमाइसीन 5 ग्राम सुबह–शाम

   अथवा

   ऑक्सीटेट्रासाइक्लीन–3 ग्राम प्रतिदिन

   उपरोक्त दवा में से स्ट्रेपटोपमाइसीन एवं आक्सीटेट्रासाइक्लीन का असर बेहतर है। उपरोक्त में से कोई एक एन्टीबायोटिक लगातार 5 दिनों तक दें।
2. एन्टीबायोटिक के अलावा एन्थ्रेक्स एन्टीसीरम 100–150 मि.ली. अन्तः शिरा मार्ग से देना चाहिये।
3. उच्च तापक्रम कम करने के लिये कोई फेब्रीफ्यूज दवा 5 दिनों तक देना चाहिये।

बचाव व रोकथाम के उपाय

1. पशुओं को एन्थ्रेक्स स्पोर टीका लगाना चाहिए। यह टीका 1 मि.ली. अधोत्वचीय लगाना चाहिए। टीका लगाने से पशु के शरीर का तापक्रम बढ़

जाता है। इस अवस्था में कोई एण्टीबायोटिक नहीं देना चाहिए क्योंकि यह रोग प्रतिरोधक क्षमता विकास में बाधक है। दुग्ध उत्पादन घट जाता है एवं गाभिन पशु में गर्भपात हो जाता है इसलिये दुधारू एवं गाभिन पशु में टीकाकरण नहीं करना चाहिए।

2. शव विच्छेदन नहीं करना चाहिए।
3. पशुशाला को 5 प्रतिशत फिनॉल से सफाई करनी चाहिए।
4. पशु के संपर्क में आने वाले चारा, बिछाली आदि को जला देना चाहिए।

लंगड़ा बुखार

विविध नाम – जहरवाद, लंगरा, ब्लैक क्वोटर, एक टंगिया, क्वार्टर–इल, कृष्ण जंघा आदि।

रोग परिचय

यह एक छूतदार जीवाणु जनित रोग है जिसमें शरीर के मांसल भाग में गैस भरी सूजन हो जाती है जिसमें दर्द और जलन होता है। सूजन को दबाने पर चरचराहट की ध्वनि सुनाई पड़ती है। सूजन अधिकतर पशु के अगले कंधे और पिछले पुट्ठे पर होता है जिससे पशु लंगड़ाने लगता है।

कारण

यह क्लास्ट्रीडियम चौविहयाई नामक जीवाणु के कारण होता है। यह ग्राम पोजीटीव, एनएरोबिक, स्पोर वियरिंग अण्डाणु के रूप में पाया जाता है। इस जीवाणु का बीजाणु शरीर के अंदर ही बन जाता है और प्रतिकूल परिस्थितियों में भी अधिक समय तक जिंदा रहता है।

उद्भवन काल

छूत लगने से रोग के प्रारम्भिक लक्षण आने में 1–5 दिन लगता है।

छूत लगने के ढंग

1. अन्तः ग्रहण द्वारा

रोगी पशु द्वारा दूषित या संक्रमित चारागाहों में चरने से या दूषित चारागाह के घास खाने से जीवाणु पशु के शरीर में प्रवेश करता है।

2. त्वचा द्वारा

पशु के खुले घाव से जीवाणु स्वस्थ पशु के शरीर में प्रवेश पा जाता है। जीवाणु अपने क्षतस्तल में निवास करता है एवं अनुकूल परिस्थितियों (एनएरोवीक अथवा घाव भरने पर) में विकास कर रोग उत्पन्न करता है।

रोग व्यापकता

छः माह तक के पशु में इस रोग के प्रति प्रतिरोधक क्षमता रहता है। 6–8 माह के आयु के पशु अधिक प्रभावित होते हैं; वैसे 3 वर्ष तक के पशु प्रभावित हो सकते हैं। शुद्ध वंशीय एवं मजबूत पशु अधिक प्रभावित होते हैं।

लक्षण

इस रोग में पशु को तीव्र ज्वर (107° से 108° फा.) हो जाता है। पशु खाना पीना छोड़कर झुण्ड से अलग सुस्त नजर आता है। पशु जुगाली करना बंद कर देता है। कुछ समय पश्चात् अगले पैर के ऊपरी भाग से कंधे तक या/और पिछला पुट्ठा के माँसपेशियों में गर्माहट, सूजन एवं दर्द महसूस होता है। इन्हें दबाने पर चर्र–चर्र की आवाज सुनाई देती है। सूजन के ऊपर की खाल सूखकर सख्त एवं काली पड़ जाती है। मृत्यु से तुरंत पहले सूजन ठंडी पड़ जाती है तथा दर्द रहित हो जाती है। यदि सूजन वाले स्थान पर चीरा लगाया जाये तो इसमें से काले रंग का झागदार खून निकलता है जिसमें से सड़े मक्खन जैसी बदबू आती है। पशु आरम्भ में लंगड़ाकर चलता है और बाद में चलने फिरने में असमर्थ हो जाता है।

निदान

1. सूजन को दबाने से चर्र–चर्र की आवाज इस रोग का निदानात्मक लक्षण है।
2. रक्त आलेप के परीक्षण से जीवाणु दण्डात्मक दिखाई देता है।
3. प्रयोगशाला में चूहों में परीक्षण के द्वारा।

उपचार

1. सूजन वाली जगह पर दबाने से चर्र–चर्र की आवाज आने पर सूजन में आवश्यकता अनुसार 2–3 स्थानों पर चीरा लगाकर गंदा रक्त निकाल दें। फिर उसे जल से धोकर टिंचर आयोडीन या कोई अन्य कीटाणुनाशक जैसे बीटाडीन, 1:1000 का मरकरी परक्लोराइड लगा दें। सूजन के चारों ओर पेनीसीलीन का सूई जगह–जगह लगा दें।
2. पेनीसीलीन या एम्पीसीलीन या एम्पीसीलीन + क्लोक्सासीलीन या सेफ्ट्रीयाजोन, कोई एक जीवाणुनाशक सुबह और शाम 5 दिनों तक दें।
3. एण्टीएलर्जिक 5 दिनों तक दें।
4. दर्द नाशक दवा आवश्यकतानुसार दें।
5. फेब्रीफ्यूज दवा आवश्यकता अनुसार दें।

Prescription
Rx

1. Crys - 40 x 10 वायल
   1 वायल I/M सुबह–शाम
2. Avil - 10 मि.ली. x 5 वायल
   1 सुई I/M प्रतिदिन
3. MP - 3-30 मि.ली. x 5 वायल
   30 मि.ली. I/M प्रत्येक दिन

बचाव

1. रोगी पशु को स्वस्थ पशु से अलग रखें।
2. मृत पशु को चूने के साथ गहरे गड्ढे में गाड़ दें।
3. स्वस्थ पशु को दूषित चारा से दूर रखें।
4. वर्षा ऋतु आरम्भ होने से पूर्व वी. क्यू टीका 2 मि.ली. अधोत्वचीय लगाना चाहिए। इससे टीकाकरण के 21 दिन के बाद पशु में रोग प्रतिरोधक क्षमता 1 वर्ष के लिये रहती है।

जमोधा

विविध नाम – टेटनस, लॉक–जा, धनुषटंकार आदि।

परिचय

यह बीमारी खुले जख्म/घाव में क्लोस्ट्रीडियम टीटैनी के संक्रमण से हो जाती है। इसमें माँसपेशियों में अकड़न आ जाती है। यह गौवंश, भैसवंश दोनों में समान रूप से होती है।

कारण

यह रोग क्लोस्ट्रीडियम टीटैनी नामक जीवाणु के द्वारा उत्पन्न विष से होता है। यह जीवाणु स्पोर वियरिंग एनएरोवीक वैसीलस है। यह जीवाणु सामान्य रूप से गाय और घोड़े की आँत में/घोड़े के लीद में एवं गाय, भैंस के गोबर में मिलता है।

छूत फैलाने का ढंग

यह बीमारी जख्म/घाव विशेषकर गहरा घाव जैसे छोटे पशु की नाभि का घाव, बधियाकरण का घाव, पूँछ काटने के बाद घाव आदि का जीवाणु द्वारा संक्रमण से होता है। संक्रमण प्रायः धूल, गोबर, लीद आदि द्वारा होता है। कभी–कभी यह आँत में पाये जाने वाले स्वयं के जीवाणु द्वारा ही संक्रमण हो जाता है जिससे पशु में बिना जख्म के ही यह रोग हो जाता है।

लक्षण

पशु के शरीर में आरम्भ से कड़ापन आने लगता है। यह कड़ापन जख्म वाले स्थान की ओर से आरम्भ होकर सम्पूर्ण शरीर में आ जाता है। जबड़े की माँस पेशियों में खिंचाव आने के कारण जबड़ा खुलना बंद हो जाता है। पशु के शरीर का तापमान पहले सामान्य एवं बीमारी बढ़ जाने पर कभी–कभी सामान्य ही बना रहता है। गर्दन पीठ एवं दुम के माँसपेशियों में खिंचाव के कारण गर्दन और सिर ऊपर की ओर खिंच जाता है एवं दुम भी ऊपर की ओर खिंच जाती है।

पूर्वानुमान

पशु रोग की अतितीव्र अवस्था में 2–3 दिन में तथा रोग की तीव्र अवस्था में 7–10 दिन में मर जाता है। यदि पशु रोग आरम्भ होने से 14 दिन तक जिन्दा है

तो पशु के बचने की संभावना रहती है। पशु तीस दिनों में स्वस्थ हो जाता है। इस बीमारी में मृत्यु दर 75–80 प्रतिशत है।

चिकित्सा

चिकित्सा के तीन मूल सिद्धांत हैं।

1. जीवाणु का नाश
2. विष को समाप्त करना
3. अकड़न को समाप्त करना

1. जीवाणु को नष्ट करने के लिए पेनीसीलीन की सूई माँस में दिया जाता है तथा एन्टीटेटनस सीरम देने के उपरांत पेनीसीलीन की सूई जख्म के चारों ओर थोड़ी–थोड़ी दूर पर देते हैं।
2. विष को समाप्त करने के लिए तीस हजार यूनिट एन्टीटेटनस सीरम 12 घंटे के अन्तराल पर तीन बार देते हैं। एन्टीटेटनस सीरम का लाभ आरम्भ में ही मिलता है। 48 घंटे रोग होने के बाद इसे लगाने से कोई फायदा नहीं होता है।
3. अकड़न समाप्त करने के लिए क्लोरोप्रोमाजीन 1 मि.ग्रा./कि.ग्रा. शरीर भार एवं एसीटाइल प्रोमाजीन 0.5 मि.ग्रा./कि.ग्रा. शरीर भार से दिन में 2 बार 8–10 दिन तक देते हैं। इसके अलावा पशु को शांत एवं अंधेरे में नरम बिछाली पर रखना चाहिये। भोजन एवं जल अमाशय नली के द्वारा देना चाहिए।

बचाव

1. शरीर के किसी भी जख्म या घाव को स्वच्छ तथा जीवाणु मुक्त अवस्था में रखें।
2. जख्म होने पर टेटनस टॉक्साइड 5 एम्पल अन्तः पेशी सूचीवेध विधि से गाय/भैंस को दें।

संक्रामक गर्भपात

विविध नाम – ब्रूसेलोसिस, बैंग्स डीजीज, बच्चा गिर जाना आदि।

रोग परिचय

यह पशुओं में होने वाला एक विशिष्ट छूत से लगने वाला रोग है। इसमें गाय भैंस का गर्भाशय सूजकर, समय से पूर्व उसमें उपस्थित भ्रूण गर्भाशय से बाहर आ जाता है। इसमें गर्भपात सामान्यतः गर्भकाल के तीसरे तिमाही में होता है। भैंस की अपेक्षा गायों में यह रोग अधिक होता है।

रोग के कारण

ब्रूसेला एवोर्टस जीवाणु से यह रोग होता है।

छूत लगने के ढंग

1. अन्तः ग्रहण

गर्भपात के दौरान गर्भ के साथ निकले हुए श्राव में जीवाणु सर्वाधिक मात्रा में पाया जाता है जिससे यह पशुशाला एवं चारागाह में फैल जाता है, फिर जीवाणु चारा पानी के द्वारा स्वस्थ पशु को संक्रमित कर देता है। इसके अलावा रोग ग्रस्त पशुओं के जननांग के चाटने से भी स्वस्थ पशु में रोग लग जाता है।

2. जनेन्द्रियों के द्वारा

संक्रमित साँड़ द्वारा स्वस्थ गायों में नैसर्गिक गर्भाधान के समय गाय संक्रमित हो जाती है। साँड़ द्वारा नैसर्गिक गर्भाधान में अस्वस्थ गायों से स्वस्थ गायों में सामान्यतः संक्रमण नहीं फैलाया जाता है।

3. त्वचा एवं कंजंक्टाइवा के द्वारा

पशुओं में स्वस्थ त्वचा एवं कंजंक्टाइवा के द्वारा भी इस रोग का प्रसार होता है।

4. परिचारक के द्वारा

रोगी पशुओं के संपर्क में रहने वाले परिचारक के हाथ, कपड़ों, जूते एवं चप्पलों के द्वारा जीवाणु का प्रसार एक पशु से दूसरे पशु तक किया जाता है।

उदभवन काल – 21 दिन लगभग

रोग लक्षण

सबसे पहले पशु को तेज बुखार हो जाता है तथा ब्याने के सभी लक्षण उत्पन्न हो जाते हैं। भग में सूजन आ जाता है उससे बदामी रंग का श्राव आता है। उसके बाद गर्भपात हो जाता है। गर्भपात गर्भकाल के तीसरे तिमाही में होता है। प्रायः मरा बच्चा गर्भाशय से बाहर आता है। कभी–कभी जीवित बच्चा भी हो सकता है जो प्रसव के तुरन्त बाद मर जाता है। गर्भपात के बाद जेर अंदर ही रूक जाता है। जेर का कोरियन मोटा चमड़े की भाँति हो जाता है।

चिकित्सा

इसकी कोई उपयुक्त चिकित्सा उपलब्ध नहीं है। निम्न चिकित्सा से लाभ मिलता है –

1. जेर नहीं निकलने पर पिटोसिन 50 आई.यू. माँस में देना चाहिए।
2. टेरामाईसिन एल.ए.–40 मि.ली. 72 घंटे के अंतराल पर 5 सूई, साथ ही साथ स्ट्रेप्टोमाइसिन 2.5 मि.ग्रा. प्रति किलो ग्राम शरीर भार से माँस में 7 दिनों तक देने से चिकित्सा में आंशिक सफलता मिलती है।

बचाव

बचाव के लिये ब्रूसेल स्ट्रेन–19 का टीका मादा बच्चे को 6 माह की आयु में देना चाहिए।

नेवल इल

इसे नाभि रोग के नाम से भी जाना जाता है।

परिचय

यह बछड़ा, बछिया, पड़वा, पड़िया का संक्रामक जीवाणु जन्य रोग है। बच्चे के जन्म के समय या बाद में जीवाणु नाभि में संक्रमण के बाद पीव बन जाता है, बाद में संक्रमण यकृत और विभिन्न सन्धियों (जोड़ों) में हो जाता है। विशेषकर अगले और पिछले घुटने का जोड़ में सूजन आ जाता है। उसमें दर्द होने लगता है। पशु में ज्वर हो जाता है। सुस्ती एवं दुर्बलता आ जाती है। फिर पशु खड़े होने में असमर्थ हो जाता है। अंत में जहरवात के कारण 2–7 दिनों के अंदर पशु की मृत्यु हो जाती है।

कारण

यह पीव पैदा करने वाले जीवाणुओं के द्वारा होता है।

लक्षण

नाभि के पास सूजन हो जाता है। सूजन में सूई बेधने से पीव निकलता है। जोड़ों पर सूजन होता है। शरीर का तापक्रम 104^0–105^0 फा. हो जाता है।

चिकित्सा

नेवल इल में आरम्भ में कोई एन्टीबायोटीक या सल्फा दवा देना चाहिए।

पीव बन जाने की स्थिति में घाव को चीर कर पीव निकालकर एन्टीसेप्टीक लोसन (वीटाडीन, टीन्चर आयोडीन, सैभलोन) से ड्रैसिंग करते हैं एवं ब्रॉड स्पेक्ट्रम एन्टीबायोटिक (स्टैप्टोपेनिसीलीन, एम्पीसीलीन+क्लोक्सासीलिन आदि) देते हैं।

बचाव

बच्चा होते समय नाल को नये ब्लेड से काटकर एन्टीसेप्टीक घोल लगाना चाहिए।

वत्स पेचिस

विविध नाम – काफ स्कोर्स, बच्चे का सफेद दस्त।

परिचय

गाय/भैंस के बच्चों विशेषकर भैंस के बच्चे में तीव्र अतिसार होता है। यह पैदा होने के 15 दिनों तक अधिक देखा जाता है।

रोग का कारण

इस्चरेसिया कोलाई नामक जीवाणु के द्वारा रोग उत्पन्न किया जाता है जो ग्राम निगेटीव होता है और सामान्य रूप से आँतों में पाया जाता है। आँतों के सामंजस्य बिगड़ने पर जीवाणु तेजी से अपनी संख्या में वृद्धि कर विष उत्पादन करता है, जिससे अतिसार, निर्जलीकरण, कॉमा तदोपरांत मृत्यु हो जाता है।

प्रीडिस्पोजिंग कारक

1. वत्स को फेनुस नहीं पिलाना।
2. दुग्ध अधिक मात्रा में पिलाना।
3. जन्म के पूर्व से गोल कृमि का संक्रमण होना।
4. मादा में विटामिन ए की कमी होना।

संक्रमण का ढंग

अन्तःग्रहण के द्वारा–वत्स संक्रमित अयन से दूध पीता है जिससे संक्रमण हो जाता है या अन्य कोई संक्रमित पदार्थ के अन्तःग्रहण से भी संक्रमण फैलता है।

लक्षण

वत्स दूध पीना बंद कर सुस्त हो जाता है उसके बाद सफेद या पीलापन लिये हुये दस्त होता है। पशु काफी कमजोर हो जाता है। दस्त के कारण शरीर में जल की कमी हो जाती है। पशु को उठने में पीड़ा होती है एवं वह दाँत पीसता है। माँसपेशियों में खिंचाव आ जाता है, अंत में दौड़ा पड़ता है तथा 24 से 48 घंटे में उचित इलाज नहीं होने पर मृत्यु हो जाती है।

चिकित्सा

1. रोगी पशु के शरीर में पानी कम होने पर नार्मल सलाइन सोल्यूशन या डेक्स्ट्रोज सोल्यूशन आवश्यकता अनुसार देना चाहिए।
2. सल्फा बोलस या एन्टीबायोटीक जैसे ऑक्सीटेट्रासाइक्लीन या सीप्रोफ्लोक्सासीन या ओफ्लोक्सासीन आदि में से कोई एक दवा 5 दिनों तक देना चाहिए।

Prescription

Rx

1. Dextrose - 10% - 500 ml x 2 बोतल
2. Cflox - Tz - 5 बोलस
   1 गोली प्रतिदिन 5 दिनों तक
3. I V Set - 1 सेट

क्षय रोग

विविध नाम – तपेदिक, टी.बी., राजरोग, ट्यूबरकुलोसिस आदि।

परिचय

जीवाणु द्वारा होने वाला यह एक दीर्घकालिक छूतदार रोग है। गौवंशीय पशुओं की अपेक्षा भैंसवंश में यह रोग अधिक होता है। इसमें शरीर के विभिन्न भागों में गाँठ और ग्रंथियाँ बनती है।

रोग के कारण

माइकोबैक्टीरियम ट्यूबरकुलोसिस के बोवाइन प्रकार के जीवाणु के द्वारा यह रोग गाय–भैंस की जाति में फैलायी जाती है।

छूत लगने का ढंग

1. अन्तः ग्रहण द्वारा

बीमार पशु का दूध, दूषित चारा, जल एवं संपर्क में आये बर्तन द्वारा स्वस्थ पशु के मुख के द्वारा जीवाणु पशु को संक्रमित करता है।

2. श्वसन द्वारा

बीमार पशु के द्वारा खाँसने से इसके जीवाणु बिन्दुक संक्रमण के द्वारा स्वस्थ पशु को संक्रमित करता है।

3. जननेन्द्रीय मार्ग द्वारा

गर्भकाल में रोगी मादा पशु से गर्भाशय के द्वारा संतति में हो जाता है।

4. अयन के द्वारा

थनैला होने पर संक्रमित टीट साइफन या टीट कटर के द्वारा चिकित्सा करने पर जीवाणु थन के द्वारा पशु में प्रवेश कर जाता है।

प्रिडिस्पोजींग कारक

1. जिस पशु को चराने नहीं ले जाते हैं एवं कम जगह में अधिक पशु को पालते हैं।

2. रोशनदान एवं खिड़की विहीन गौशाला
3. गंदा पशुशाला
4. दूषित आहार
5. कुप्रबंधन

रोग के लक्षण

यह एक दीर्घकालीन रोग है। अतः लक्षण बहुत दिनों के बाद पता चलता है। रोगी पशु आरम्भ में दुबला पतला लगता है और सुस्त दिखाई पड़ता है। बाद में शरीर के जिस भाग में संक्रमण रहता है लक्षण उसी अनुसार प्रकट होता है।

1. फेफड़ा का क्षयरोग

पशु कमजोर दिखता है, पशु को खांसी होती है, हल्का ज्वर रहता है। पशु के नाक से श्लेश्मा व रक्त मिला श्राव आता है। भूख कम हो जाती है। बार–बार सूखी खाँसी एवं कभी–कभी नाक से खून निकलता है। पशु के शरीर की अधिकांश श्लेष्मिक झिल्लियाँ रक्तहीन होकर पीली पड़ जाती है। फेफड़े एवं छाती की लसिका ग्रन्थियाँ बढ़ जाती है।

2. पाचन प्रणाली का क्षय रोग

पशु की पाचन शक्ति मन्द पड़ जाती है, पेट में वेदना रहती है। हल्का ज्वर रहता है, पतला दस्त आने लगता है। भोजन के बाद अक्सर पेट फूल जाता है जो थोड़ी देर बाद स्वतः ठीक हो जाता है। दस्त के साथ पीव और आँव आने लगता है।

3. अयन का क्षय रोग

इसमें अयन के ऊपर स्थित लसिका ग्रंथी में सूजन आ जाता है। अयन में छोटी–छोटी ग्रन्थियाँ बन जाती है। अयन में सूजन आ जाता है। अयन कड़ा हो जाता है। सूजन में दर्द नहीं होता है। दूध रोग के आरम्भ में सामान्य दिखता है। लेकिन बाद में पानी की तरह पतला एवं फटा–फटा सा आता है। दूध रखने पर फटा–फटा ठोस पदार्थ नीचे बैठ जाता है। दूध में कुछ नीलापन आ जाता है।

इसके अलावा जननेन्द्री का क्षयरोग, अस्थि रोग आदि भी मिलता है। जननेन्द्री में क्षय रोग होने से संक्रमण होता है। पशु गर्भित नहीं हो पाती है तथा

यदि गर्भधारण कर लेती है तो गर्भपात हो जाता है। कभी–कभी जीवित बच्चा पैदा होता है तो कुछ ही दिनों में क्षयरोग से ग्रस्त होकर मर जाता है।

अस्थि क्षयरोग होने पर इसमें सूजन हो जाता है, इसमें वेदना रहती है। धीरे–धीरे सूजन मुलायम हो जाता है। रीढ़ की हड्डी प्रभावित होने पर इसमें कड़ापन हो जाता है।

चिकित्सा

आर्थिक दृष्टिकोण एवं परिचारकों को रोग लग जाने के भय से चिकित्सा की सलाह नहीं दी जाती है। वैसे पशुपालक चाहें तो मनुष्य में सफलतापूर्वक क्षयरोग में लायी गयी दवा का संयुक्त रूप से उपयोग पशु चिकित्सक के सलाह से कर सकते हैं। दवायें जैसे स्ट्रेप्टोमाइसिन, इथैमब्यूटॉल, आइसोनियाजिड आदि लगभग छः माह चलाया जाता है।

रोकथाम

1. डबल इन्ड्रोडर्मल टयूबरकुलीन जाँच में धनात्मक आये पशु को स्वस्थ पशु से अलग कर देना चाहिये।
2. रोग ग्रस्त पशु को दूध नहीं पीना चाहिए और बछड़े को भी नहीं पिलाना चाहिए।
3. पशु को हवादार एवं रोशनी युक्त कमरे में रखना चाहिए।
4. पशु को स्वच्छ हवादार मैदान में टहलने या चरने के लिये भेजना चाहिए।

सूखा रोग

विविध नाम – पाराट्यूबरकुलोसिस, जोहन्स रोग।

परिचय

यह गाय–भैंस की विशिष्ट आन्त्रशोथ की बिमारी है। इसमें पशु को दीर्घकालीन अतिसार होता है, पशु धीरे–धीरे दुर्बल हो जाता है। पशु के आँत की दीवाल मोटी एवं लहरदार हो जाती है। यह रोग 2–6 वर्ष के आयु वाले पशुओं को होता है।

कारण

माइकोवैक्टीरियम पैराट्यूबरकुलोसिस जीवाणु से होता है।

छूत लगने का ढंग

रोग ग्रस्त पशु के गोबर से दूषित चारा पानी के अन्तः ग्रहण से यह रोग स्वस्थ पशु में आता है।

रोग लक्षण

पशु दुर्बल हो जाता है। जबड़े के नीचे शोथ हो जाता है जो अतिसार होने पर ठीक हो जाता है। दस्त बदबूदार एवं गैस युक्त होता है। दस्त लगातार या रूक–रूक कर होता है। दस्त में गर्भकाल के अन्त में सुधार दिखता है तथा प्रसव उपरांत पुनः बढ़ जाता है। पशु की भूख सामान्य रहती है जबकी प्यास अत्यधिक बढ़ जाती है। धीरे–धीरे पशु बहुत कमजोर हो जाता है और अन्त में चलने – फिरने एवं खाने–पीने में लाचार होकर मृत्यु को प्राप्त करता है।

इस बीमारी में मलाशय की श्लैश्मिक झिल्ली काफी मोटी एवं लहरदार हो जाती है जिसका पता मलाशय को अंदर से छूकर लगाया जा सकता है।

चिकित्सा

विशिष्ट चिकित्सा अनुपलब्ध है।

बचाव

क्षय रोग की भाँति।

एक्टीनोवैसीलोसिस

एक्टीनोबैसीलोसीस को वुडेन टंग के नाम से भी जाना जाता है। यह एक विशिष्ट संक्रामक रोग है जिसमें गौवंशीय पशु के जीभ में सूजन हो जाता है। कुछ पशुओं में नीचे वाले जबड़े और गर्दन में गाँठ बन जाता है।

कारण

इस रोग का मुख्य कारण एक्टीनोवैसिलस लिगनियरेसी नामक ग्राम निगेटिव जीवाणु है लेकिन अन्य पीव बनाने वाले जीवाणु भी इस रोग से हुये घाव में पाया जाता है।

छूत लगने के ढंग

यह एक्टीनोवैसिलस लिगनियरेसी जीवाणु के द्वारा दूषित चारा के ग्रहण करने से पशु में संक्रमण लगता है। मुँह में घाव रहने पर जीवाणु आसानी से संक्रमित कर सकता है। इसके जीवाणु साधारण वातावरण में 5 दिनों तक ही जीवित रहता है। अतः दूषित चारा एक सप्ताह के बाद आहार के रूप में उपयोग में लाया जा सकता है।

रोग के लक्षण

इस रोग में पशु के मुँह से खूब लार गिरता है। धीरे–धीरे जीभ को मुँह में इस प्रकार चलाता है जैसे मुँह में कोई बाहरी पदार्थ हो। मुँह खोलकर देखने पर जीभ में सूजन एवं कड़ापन होता है। जीभ का अगला हिस्सा सामान्य दिखता है। जीभ के दोनों किनारे पर गांठे एवं अल्सर बन जाते हैं। जीभ में वेदना रहती है। बाद में जीभ के मुलायम उत्तक कठोर उत्तक में बदल जाता है तथा जीभ कड़ा होकर सिकुड़ जाता है। पशु को भोजन निगलने में कठिनाई होती है। पशु के नीचे वाले जबड़े एवं गर्दन में गाँठ सी बन जाती हैं यह गांठे फट जाती है तथा पीव बाहर आता है। घाव में सुधार धीरे–धीरे होता है। गांठे बार–बार बनती हैं और ठीक होती हैं।

निदान

पीव में एक मिलीमीटर से कम व्यास के दाने पाये जाते हैं।

चिकित्सा

इसके रोग में स्ट्रेप्टोमाइसिन एवं इरीथ्रोमाइसिन एन्टीबायोटिक लाभकारी है। प्रयोगशाला में इस जीवाणु पर सल्फा दवा को कोई असर नहीं है, लेकिन व्यवहारिक तौर पर इसका उपयोग लाभकारी है। अतः वर्तमान समय में सल्फा दवा के साथ–साथ कोई एक एन्टीबायोटिक दिया जाता है। घाव के लिये टींक्चर आयोडीन या पोभीडीन आयोडीन का उपयोग स्थानीय करते हैं। इस रोग के लिये आज भी आयोडीन का असर चमत्कारी एवं दीर्घकालीन है। इसके लिये 6–10 ग्राम पोटेशियम आयोडाइड प्रतिदिन 7–10 दिनों तक देते हैं। यह तब तक देते हैं जब तक पशु में आयोडीन टॉक्सीकोसीस दिखने लगे। फिर आयोडिन देना बंद कर देते हैं। इससे रोग दीर्घकाल में ठीक हो जाता है। आरम्भी अवस्था में 24–48 घंटे में पशु स्वस्थ हो जाता है।

एक्टीनोमाइकोसिस

इसे लम्पी जॉ के नाम से जाना जाता है।

परिचय

यह एक जीवाणु जनित गौवंश में होने वाला रोग है जिसमें मुख्य रूप से पशु के सिर की हड्डी में सूजन होता है, विशेषकर मैण्डिवल एवं मैक्सिला में। कभी–कभी मुलायम उत्तक भी प्रभावित होता है विशेषकर आहार नाल।

कारण

प्राथमिक कारक एक्टिनोमायकोसिस बोभिस ग्राम पेाजिटीव जीवाणु है लेकिन अन्य जीवाणु भी इसमें पाये जाते हैं।

संक्रमण का ढंग

यह जीवाणु सामान्य परिस्थितियों में प्राकृतिक रूप से आहार एवं श्वसन संस्थान में निवास करता है। जब कभी मुख की झिल्ली तथा मसूड़ों में जख्म होता है तो जीवाणु विकसित होकर रोग उत्पन्न करता है।

Prescription

Rx

1. Potassium iodide 6 ग्रा. प्रतिदिन 10 दिनों तक
2. Dicrysticin - 5 ग्रा. x 10 वायल
   1 सूई 5 ग्रा. I/M प्रतिदिन 10 दिनों तक
3. Biotrim 30 मि.ली. x 5 वायल
   30 मि.ली. I/M प्रतिदिन 5 दिनों तक
4. Betadin - 100 मि.ली. बोतल
   बीटाडीन से घाव को साफ करें

लक्षण

पशु में सर्वप्रथम मैण्डिवल एवं मैक्सिला में सूजन उत्पन्न होता है जो प्रायः केन्द्रीय दाढ़ दाँत के तल पर होता है। बाद में घाव नासूर बन जाता है। जबड़े प्रभावित होने के कारण चबाने एवं ग्रहण करने में कठिनाई होती है। घाव के चीरने पर पीला दानेदार (2–5 मि.मी. व्यास का) पीव मिलता है। दाँत ढ़ीले पड़ जाते हैं। ऊपरी जबड़ा के अपेक्षा निचला जबड़ा अधिक प्रभावित होता है। ग्रासनली खाँचे में फोड़ा उत्पन्न होता है जो नीचे रेटीकुलम के ऊपरी हिस्से तक फैल जाता है। यदि आहारनाल का मुलायम उत्तक प्रभावित होता है तो रूमेन की गति एवं पाचन शक्ति घट जाती है और पशु आंशिक रूप से भूखा रहता है। पशु में अतिसार एवं अफरा के लक्षण दिखते हैं।

निदान

हड्डी का प्रभावित होना एवं पीव में 2–5 मि.मी. का दाना मिलना इस रेग की पुष्टी करता है।

चिकित्सा

एक्टीनोवैसिलोसिस के समान।

□□□

अध्याय 14

विषाणु जनित रोग

खुरपका–मुँहपका

परिचय

यह फटे खुर वाले पशु में होने वाला एक अति संक्रामक रोग है जिसमें पशु के मुँह, खुर, थन एवं अयन में छाले पड़ जाते हैं। पशु को तीव्र ज्वर रहता है। गोवंशीय एवं भैंसवंशीय दोनों प्रकार के पशु सामान्य रूप से प्रभावित होते हैं। वयस्क पशु में मृत्यु नहीं होती है लेकिन उसकी उत्पादन क्षमता काफी घट जाती है। पशु काफी निर्बल हो जाता है। वत्स में मृत्यु दर काफी है जो आँतों में होने वाली सूजन के कारण होता है।

कारण

यह बीमारी एक विषाणु के द्वारा होता है जिसके भारत में वर्तमान में तीन प्रकार पशु में रोग उत्पन्न करते हैं। ये हैं A.,O. एवं C.। ये सभी प्रकार के विषाणु आपस में भिन्न होते हैं लेकिन पशु में एक जैसे लक्षण पैदा करते हैं। यही कारण है कि विषाणु के एक प्रकार से ग्रसित पशु स्वस्थ होने के उपरांत पुनः दूसरे प्रकार के विषाणु से प्रभावित हो सकता है।

छूत लगने का ढंग

1. दूषित चारा, पानी, नांद, बर्तन, फर्श एवं परिचारिकों के कपड़े से तत्काल छूत लग जाता है।
2. रोग ग्रस्त पशु का लार जब किसी स्वस्थ पशु के संपर्क में आता है तो स्वस्थ पशु में छूत लग जाता है।
3. इस रोग से स्वस्थ हुए पशु लम्बे समय तक इस रोग का विषाणु के संवाहक बने रहते हैं और यदि इस प्रकार के पशु स्वस्थ पशु के संपर्क में आते हैं तो छूत लग जाता है।
4. इस रोग का प्रसार वायु बुंदक के द्वारा भी होता है।

   उद्भवन अवधि 1–7 दिन

रोग के लक्षण

आरम्भ में दुग्ध उत्पादन गिर जाता है। पशु को तीव्र ज्वर $104^0 - 106^0$ फा. हो जाता है। पशु खाना–पीना जुगाली करना बंद कर देता है, साथ ही मुँह से लार बहने लगता है। पशु अपना होंठ चाटता है जिससे चपचपाहट की आवाज आती है। मुँह के अंदर एवं खुरों के बीच के भाग में छाले और दाने पड़ जाते हैं। छाले मुँह के अंदर से गालों, जीभ, होठ, तालू एवं मसूड़ों पर हो जाता है जो बाद में फूट जाता है। फूटते ही पशु का ज्वर कम हो जाता है और लाल–लाल धब्बे के रूप में दिखता है। छाले पड़ने पर लार रस्सी रूपी लटकता है जो टूट–टूटकर जमीन पर गिरता है। पैर में छाले के कारण पशु लंगड़ाने लगता है। बीमार पशु के थन एवं अयन पर भी छाले पड़ जाते है। पशु चारा न खाने के कारण काफी दुर्बल और निर्बल हो जाता है। वयस्क पशु में मृत्यु दर काफी कम है। पशु को स्वस्थ होने में 21 दिन लग सकता है। कुछ पशु में विभिन्न प्रकार (A.,O.,C,) के विषाणु से प्रभावित होने से रोग महीनों तक चलता रहता है।

बचाव

इसके लिये एफ.एम.डी. कम्बाइन टीकौषधि 2 मि.ली. माँसपेशी में लगाना चाहिए।

चिकित्सा

इस रोग की कोई विशिष्ट चिकित्सा नहीं है। इसकी चिकित्सा लक्षण के आधार पर की जाती है।

1. मुँह के छाले को पोटाश, फिटकरी या बोरिक अम्ल के घोल से धोना चाहिए।
2. पैर के छाले को गुनगुना पानी से धोकर गंदगी हटा देना चाहिए फिर 1 प्रतिशत तुतीया या फिनाइल के घोल से दिन में दो बार धोना चाहिए। इसके उपरांत एन्टीसेप्टीक पावडर, मलहम या स्प्रे लगाना चाहिए।
3. द्वितीय जीवाणु संक्रमण से बचाने के लिये एम्पीसीलीन 2 ग्राम या ऑक्सीट्रेट्रासाइक्लीन 2 ग्राम माँसपेशी में 5–7 दिनों तक देना चाहिए।
4. ज्वर कम करने के लिये मेलोक्सिकाम एवं पारासीटामॉल मिश्रित दवा की सूई लगाना चाहिए।

पोकनी

विविध नाम – रिण्डरपेस्ट, पशु प्लेग आदि।

परिचय

यह फटे हुये खुर वाले पशु का विषाणु जनित एक तीव्र छूत रोग है जिसमें पशु को तीव्र ज्वर, पाचन तंत्र की श्लेष्मिक कला में छोटे–छोटे दाने एवं छाले पड़ जाते हैं। इसमें मृत्यु दर काफी अधिक है। गाय की अपेक्षा भैंस अधिक प्रभावित होती है। रंगीन पशुओं की मृत्यु सफेद पशु से अधिक होती है।

रोग के कारण

यह मोरबिल विषाणु के कारण होता है।

छूत लगने का ढंग

1. अन्तः ग्रहण के द्वारा

रोगी के शरीर से निकलने वाले श्राव में विषाणु उपस्थित रहते हैं, इसलिये जब इन श्राव से दूषित चारा, जल आदि पशु ग्रहण करता है तो छूत लग जाता है।

2. श्वास नली एवं कंजैक्टाइवा द्वारा

कुछ पशुओं में इन मार्ग से भी छूत लग जाता है।

लक्षण

प्रथम अवस्था

तीव्र ज्वर (105°–107° फा.) अरूची, दुग्ध उत्पादन में कमी, रोएँ खड़े होना आदि लक्षण मिलते हैं। पशु में कब्ज रहता है और सूखा तथा काला म्यूकस मिला गोबर मिलता है।

मध्य अवस्था

मुँह गुहा एवं नसीका की श्लेष्मिक झिल्ली और कंजंटाइभा में सूजन हो जाता है। भग श्लेष्मा में रक्ताल्पता एवं सूजन हो जाता है। आँख से आँसू प्रचुर मात्रा

में निकलने लगते हैं जो धीरे–धीरे काँची (कीचड़) में बदल जाता है। मुँह में छाले पड़ जाते हैं। नासिका से चिपचिपा गाढ़ा म्यूकस आने लगता है। बाद में श्राव बदबूदार हो जाता है। गोबर पतला होकर उसमें आँव आने लगता है।

अन्त अवस्था

पहले पतला और बदबूदार दस्त होता है, बाद में दस्त के साथ रक्त आने से दस्त का रंग गहरा भूरा हो जाता है। पशु का दस्त पर नियंत्रण समाप्त हो जाता है तथा दस्त से सड़न की बदबू आने लगती है। पशु कमजोर होकर गिर जाता है। पशु का तापमान सामान्य से कम हो जाता है। गर्भित पशु में गर्भपात हो जाता है। पशु को तीव्र दस्त, निर्जलीकरण एवं पेट में वेदना होती है। पशु इसके उपरांत 24 घंटे में मर जाता है।

चिकित्सा

रोग का पूर्ण रूपेण आक्रमण होने पर पशु मर जाता है इसलिये चिकित्सा का कोई विशेष महत्व नहीं है।

बचाव

पशु को बचाव के लिये फ्रीज ड्राइड गोट टीसू भैक्सीन की 1 मि.ली. मात्रा अधोत्वचीय देने से 14 वर्षों तक रोग प्रतिरोधक क्षमता बनी रहती है। छः माह से कम आयु के पशु एवं 5 माह से कम आयु के गर्भित मादा को यह टीका नहीं लगाते है। संपर्क में आये पशु को 15–20 मि.ली. सीरम का टीका दे देना चाहिए।

अढ़ैया या इफीमेरल फीवर

परिचय

यह गाय–भैंस में होने वाली विषाणु जनित रोग है जिसमें पशु को तीव्र ज्वर के साथ शरीर में कंपन एवं एक या अधिक पैरों में कड़ापन आ जाता है। यह कड़ापन एक पाँव से दूसरे पाँव में बदलता भी रहता है। यह वर्षा ऋतु में अधिक होता है। यह रोग 2–3 दिनों के बाद स्वतः ठीक हो जाता है।

कारण

यह रेट्रोवाइरस नामक विषाणु जनित रोग है।

लक्षण

यह रोग युवा पशु में अधिक देखने को मिलता है। पशु में एकाएक तीव्र ज्वर (104^0–106^0 फा.) हो जाता है। श्वास एवं ह्रदय गति बढ़ जाती है। पशु के नाक एवं आँख से श्राव आने लगता है। मुँह से लार चलता है, पशु तीव्र रूप से काँपता है। अगले या पिछले पैर के माँसपेशियों में कड़ापन आने से पशु लंगड़ाने लगता है। यह लंगड़ापन एक पाँव से दूसरे पाँव में बदलने वाली प्रवृति का होता है। पैर और पीठ की माँसपेशियों में कड़ापन विशेष रूप से देखने को मिलता है। फैरिंक्स की माँसपेशियों में अकड़न आने से पशु को निगलने में कठिनाई होती है।

रोग निदान

रोग लक्षण के आधार पर निदान में कोई कठिनाई नहीं होती है।

चिकित्सा

1. ज्वर एवं वेदना हटाने के लिये पारासिटामोल या एनालजिन तीन दिनों तक देना चाहिए।
2. द्वितीय जीवाणु संक्रमण से बचने के लिये एक एंटीबायोटिक तीन दिनों तक देना चाहिए। एन्टीहिस्टामिनिक जैसे एभिल, फेनाभिल, फेनारगन, कोई एक सूई से देना चाहिए। पशु को यदि कोई औषधि न दी जाये तो ढाई से तीन दिन में पशु स्वतः स्वस्थ हो जाता है। इस रोग में पशु की मौत नहीं होती है।

चेचक

इसे गाय में काऊ पॉक्स एवं भैंस में बुफैलो पॉक्स के नाम से भी जाना जाता है।

परिचय

यह एक विषाणु जनित छूत वाला त्वचा रोग है जिसमें पशु के थन, अयन तथा योनि पर लाल रंग की फुंसियाँ निकल आती है। इसमें पशु को निम्न ज्वर रहता है।

रोग के कारण

यह भैक्सीना विषाणु से होता है। गाय एवं भैंस में विषाणु एन्टीजेनीकली समान होता है।

छूत लगने का ढ़ंग

इस बिमारी का संक्रमण अधिकतर दूध दूहने वाले के हाथ से या टीट कप से होता है। एक समूह से दूसरे समूह के पशुओं का संक्रमण रोगग्रस्त पशु को शामिल करने या परिचारक के द्वारा प्रसार होता है। काटने वाले कीटाणु भी इसके प्रसार में सहायक होते हैं।

उद्‍भवन काल 3–7 दिन

रोग लक्षण

सर्वप्रथम पशु को हल्का ज्वर आता है। पशु सुस्त नजर आता है। पशु खाना–पीना कुछ कम कर देता है या छोड़ देता है। उसके बाद मादा पशुओं के थन एवं अयन पर तथा नर पशु के अण्डकोश के बाहरी आवरण पर छोटे–छोटे गोल दाने निकल आते हैं। इन दानों के कारण इन अंगो में शोथ आ जाता है। दानों में पानी जैसा पदार्थ भरा रहता है। पशु को दूध निकालने में कष्ट होता है। दूध उत्पादन घट जाता है। बाद में दानों में भरा पानी जैसा पदार्थ पीव का रूप ले लेता है। अंत में दाना फूट जाता है तथा खराट पर जाती है। कुछ पशु में यह फुंसी का प्रसार जांघ के अंदर, भग एवं मुँह तक हो जाता है। दूध पीने वाले वत्स में मुँह के अंदर फुंसी हो जाती है। मादा पशु गर्भित हो तो गर्भपात हो जाता है।

चिकित्सा

कोई विशिष्ट चिकित्सा उपलब्ध नहीं है।

लक्षण के आधार पर चिकित्सा की जाती है।

1. दूध दूहने से पूर्व थन में इमोलीयेंट मलहम लगाकर मुलायम तरीके से दूध निकालना चाहिए। दूध दूहने के पश्चात् थन एवं अयन को 1:1000 पोटेशियम परमैग्नेट के घोल से साफ कर कोई एन्टीसेप्टिक मलहम या स्प्रे जैसे स्किन हील, विस्प्रेक, हील स्प्रे या चारमिल, हीमैक्स, लॉरोक्सन मलहम आदि लगाने से पशु का रोग शीघ्र ठीक हो जाता है।
2. द्वितीयक जीवाणु संक्रमण से बचाने के लिये कोई एंटीबायोटिक जैसे एम्पीसीलीन, ऑक्सीटेट्रासाइक्लिन आदि माँसपेशी में दिया जा सकता है। वैसे इसकी आवश्यकता कम ही पड़ती है।

रेबीज

परिचय

यह पशुओं में होने वाला विषाणुजनित, केन्द्रीय तंत्रिक तंत्र को प्रभावित करने वाला रोग है जिसमें पशु शक्तिहीन एवं पक्षाघात होकर शत् प्रतिशत् मृत्यु को प्राप्त करता है। इसमें पागलपन का लक्षण दिखता है।

रोग लगने का ढंग

सामान्य रूप से रोग ग्रस्त पशुओं द्वारा काटे जाने पर स्वस्थ पशु में इस रोग का प्रसार होता है। अंतःग्रहण द्वारा भी इसका प्रसार होता है। पशु में लक्षण आने के पाँच दिन पूर्व से उसके लार में विषाणु आने लगते हैं। यदि इस लार से दूषित चारा पानी का अन्तःग्रहण स्वस्थ पशु द्वारा किया जाये तो रोग लग सकता है। विषाणु का श्राव दूध के द्वारा होता है लेकिन इसके द्वारा प्रसार नहीं होता है। संक्रमित पशु के लार के संपर्क में आने से मनुष्य संक्रमित हो सकता है, इसलिए संक्रमित पशु के मुँह में हाथ या उसके लार के संपर्क से बचना चाहिए।

रोग का कारण

यह रैव्डो विषाणु द्वारा होने वाला रोग है। यह संक्रमित पशु के लार में सर्वाधिक पाया जाता है।

उद्भवन काल

गाय–भैंस में इस रोग का उद्भवन काल 5–6 महीना है, जबकि मनुष्य में यह 14–90 दिन है।

लक्षण

यह रोग पशु में दो अवस्था में पाया जाता है जिनके लक्षण निम्न प्रकार के हैं –

1. प्रचंड रूप

पशु उत्तेजित रहता है वह अपने मालिक को भी मारने दौड़ता है। सिर ऊँचा और अकड़ा रखता है। कुछ संक्रमित पशु निर्जीव वस्तु या अन्य पशु पर उग्र रूप से हमला बोल देता है एवं ऊँची आवाज में रम्भाता है। पशु में प्रजनन उत्तेजना

बढ़ जाती है। मुँह से लार टपकती है एवं अंत में पशु पक्षाघात का शिकार होकर 12–48 घंटे में मर जाता है।

2. मूक रूप

पशु की चेतना में कमी आ जाती है। पिछले धड़ का पक्षाघात हो जाता है। गुदा के पक्षाघात के कारण पशु हवा को गुदा द्वार से अंदर लेता है और फिर बाहर छोड़ता है। यह पशु को पक्षाघात के कारण गिरने से पूर्व देखने को मिलता है। यह किसी–किसी पशु में नहीं भी मिलता है, मुँह से अधिक मात्रा में लार गिरता है। साँड़ में इस स्थिति में लिंग का पक्षाघात हो जाता है। इसके बाद पशु 48 घंटे में मर जाता है।

उपचार

लक्षण परिलक्षित होने पर उपचार नहीं करना चाहिए क्योंकि इसका कोई विशिष्ट उपचार नहीं है एवं मौत निश्चित है।

बचाव

गाय एवं भैंस में रेबीज पशु के काटने के उपरांत शीघ्र 20 प्रतिशत साबुन घोल के पानी से साफ करने से रोग होने की संभावना कम होती है। काटने के उपरांत पशुओं में टीकाकरण का विशेष महत्व नहीं है क्योंकि रोग प्रतिरोधक क्षमता के विकास होने से पूर्व पशु की मृत्यु हो जाती है। काटने के पूर्व टीकाकरण करने से 1 वर्ष तक प्रतिरोधक क्षमता बनी रहती है, इसके लिए प्रथम टीका पशु को तीन माह की उम्र में तदोपरांत एक वर्ष के अंतराल पर 1 मि.ली. माँसपेशी में (रैबीसीन, रक्षारैब) लगाते हैं। काटने के बाद टीका देने के लिये 0,3,7,14,28 एवं 90वाँ दिन 1 मि.ली. टीका माँसपेशी में लगाते हैं।

बोवाइन मैलिगनेंट कटार

परिचय

यह पशु में होने वाला एक तीव्र संक्रामक विषाणुजनित रोग है जिसमें मृत्युदर अत्यधिक है। इसमें मुँह एवं नाक की म्यूकस झिल्ली में सूजन हो जाती है। पशु में नेत्र शलेष्मा कलाशोथ, प्रदाह, त्वचीय गाँठ एवं लसिका ग्रन्थी में सूजन पाई जाती है।

कारण

यह रोग एक विषाणु द्वारा होता है जिसमें विशेषकर शीर्ष और नेत्र रूप अधिक पाया जाता है।

1. शीर्ष और नेत्र रूप

इसमें तीव्र ज्वर (106^0–107^0 फा.) एवं नाड़ी गति 120 प्रति मिनट तक बढ़ जाती है। नाक से गाढ़ा श्राव आता है। साँस लेने में कठिनाई होती है। आँख की पलकों में शोथ हो जाता है। कॉर्निया उजला और जख्मी हो जाता है। रोग के प्रभाव से मुँह एवं सींग की जड़ प्रभावित होकर मुँह खुलना मुश्किल हो जाता है, जबकि सींग निकल जाता है एवं श्वास नली के ऊपरी भाग में सूजन आ जाती है।

2. उदरीय रूप

मुँह के मसूड़े, गाल के भीतरी हिस्से तथा दंत गद्दा पर जख्म हो जाता है। पेट और आँत की श्लेष्मा झिल्ली ग्रसित हो जाती है, जिससे पहले कब्ज तथा बाद में दुर्गन्ध भरा पतला दस्त होने लगता है।

3. त्वचीय रूप

गर्दन जाँघ के भीतर में छोटे–छोटे कड़े गाँठ मटर के आकार का हो जाता है जो जख्म में बदल जाता है। इसमें मृत्यु दर अधिक है और पशु 3–4 दिनों में मर जाता है। कुछ पशु बच जाते हैं तो 3–6 सप्ताह में पशु स्वस्थ हो जाता है।

चिकित्सा

कोई विशिष्ट चिकित्सा उपलब्ध नहीं है। लक्षण के आधार पर चिकित्सा की जाती है।

बचाव

कोई टीका उपलब्ध नहीं है।

म्यूकोसल रोग

इसे वोभाइन वायरल डायरिया के नाम से भी जाना जाता है।

परिचय

यह गोवंशीय पशु का एक विषाणु जनित रेाग है जिसमें 8 माह से लेकर 2 वर्ष की आयु तक का पशु अधिक प्रभावित होता है। इसमें पशु के आहार प्रदेश के कटाव एवं अतिसार के लक्षण होते हैं।

रोग के लक्षण

यह पेस्टी विषाणु से होता है।

लक्षण

रोग का आरम्भ साधारण ज्वर से होता है। 2–4 दिन बाद अतिसार आरम्भ हो जाता है। दस्त में बदबू एवं म्यूकस तथा रक्त आने अगता है। मुँह के अन्दर कटावदार जख्म हो जाता है। कटाव प्रायः होठों के किनारे, दाँत के मसूड़े एवं दंत गद्दी पर होता है। पशु में लार आता है। अति तीव्र रूप में पशु कुछ ही दिनों में मर जाता है।

चिकित्सा

कोई विशिष्ट चिकित्सा उपलब्ध नहीं है। लक्षण के आधार पर चिकित्सा की जाती है।

□□□

अध्याय 15

परजीवी रोग

एक कोशिकीय परजीवी रोग

सर्रा

विविध नाम – ट्रीपैनोसोमिएसिस, सडा।

परिचय

यह एक कोशिकीय परजीवी रोग है जिसमें ज्वर रूक–रूक कर आता है। इसमें पशु चक्कर काटता है। पशु कमर से कमजोर हो जाता है। ज्वर रहने के बावजूद पशु थोड़ा–थोड़ा खाना खाता है। जुगाली करता है। धीर–धीरे पशु शक्तिहीन हो जाता है। पशु में हाइपोग्लाइसीमिया उत्पन्न हो जाता है एवं मृत्यु हो जाती है।

रोग का कारण

यह रोग ट्रीपेनोसोमा इवेन्साइ एक कोशिकीय रक्त परजीवी द्वारा होता है। इसके फैलाने में मक्खियाँ सहायक हैं।

रोग का प्रसार

विभिन्न प्रकार की मक्खियाँ इस परजीवी को अस्वस्थ पशु से स्वस्थ पशु में खून चूसने के दौरान पहुँचाती है।

उद्भवन अवधि

कुछ दिनों से लेकर 21 दिनों तक।

रोग लक्षण

गाय–भैंस में इसके कई रूप पाये जाते हैं। कुछ पशु में कोई लक्षण नहीं मिलता है। पशु खाते–खाते गिर जाता है और तुरन्त मर जाता है। इसके अलावा निम्न रूप मिलते हैं–

1. अधिक तीव्र रूप

अचानक तीव्र ज्वर, तेज उत्तेजना, पशु पागल जैसा करने लगता है अर्थात् बिना कारण के पशु इधर–उधर भागने लगता है। सिर को खुटटा, दीवार या जमीन पर धक्का मारता है। पशु काँपने लगता है और मूर्छित होकर गिर पड़ता है। शरीर का तापमान सामान्य से नीचे चला आता है। पशु थोड़ा–थोड़ा पेशाब बार–बार करता है। पशु खाना–पीना जुगाली करना सब कुछ बंद कर देता है एवं इसकी शीघ्र मौत हो जाती है।

2. तीव्र रूप

ज्वर का रूक–रूक कर आना या ज्वर का ना होना। पशु कभी कम खाता है तो कभी खाना बंद कर देता है। पशु उत्तेजित होकर इधर उधर घूमने लगता है तो कुछ पशु गोल–गोल चक्कर लगाता है। कुछ पशु कई दिनों तक खड़ा रहता है। कभी–कभी पशु पसीना से भींग जाता है। पशु लड़खड़ा कर चलता है, गर्दन फैलाकर सिर को जमीन पर रखता है, आँखे अधखुली रखता है, सिर नीचे झुकाये खड़ा रहता है एवं मुँह से लार बहते रहता है।

3. कुछ कम तीव्र रूप

पशु का तापक्रम सामान्य रहता है। पशु कुछ–कुछ खाते रहता है। पशु पागल की तरह इधर–उधर घूमता है। पशु को कब्ज या दस्त रहता है, मुँह से लार गिरता

है, पशु शक्तिहीन होकर गिर पड़ता है एवं खड़ा नहीं हो पाता है। शरीर के पिछले हिस्से में पक्षाघात सा लक्षण दिखता है। पशु बैठे–बैठे ही कुछ–कुछ खाना एवं जुगाली करता है। पैरों, पेट व गले के नीचे वाले हिस्से में अधोत्वचीय शोथ हो जाता है। पशु की दो सप्ताह में मृत्यु हो जाती है।

4. दीर्घ स्थायी रूप

पशु में ज्वर नहीं होता है। पशु कम खाना खाता है, दुर्बल एवं शक्तिहीन होकर बैठ जाता है। पशु खड़ा नहीं हो पाता है, दाँत किटकिटाता है एवं मूर्छित हो जाता है। पशु 2–4 माह में मृत्यु को प्राप्त करता है।

रोग निदान

उपरोक्त लक्षण के आधार पर तीव्र ज्वर अवस्था में रक्त कान के शिरा से स्लाइड पर आलेप बनाकर, सूक्ष्मदर्शी से परजीवी देख कर।

चिकित्सा

1. डायमिनाजन (बेरेनील/ब्रिफ्टो/प्रोजोमीन) 7 मि.ग्रा. प्रति कि.ग्रा. शरीर भार के हिसाब से माँसपेशी में एवं 24 घंटे बाद 3.5 मि.ग्रा. प्रति कि. ग्रा. शरीर भार माँसपेशी में।
2. क्वीनोपारामीन क्लोराईड एवं क्वीनोपारामीन सल्फेट (ट्राइक्वीन/एन्ट्रीसाइड प्रोसाल्ट/जोकील) 2.5 ग्राम को 15 मि.ली. जल में घोलकर 0.25 मि.ली./ कि.ग्रा. शरीर भार से अधोत्वचीय दिया जाता है। यह सबसे उचित दवा है।
3. टारटर इमेटीक 4 प्रतिशत 1 मि.ली./10 कि.ग्रा. शरीर भार से शिरा में, डेक्सट्रोज 25 प्रतिशत 500 मि.ली. में मिलाकर देते हैं। इसे लगातार चार दिनों तक देते हैं।

> 1. Antricide prosalt -2.5g
>   15 ml संघनित एवं जीवाणुमुक्त जल (डिस्टिल्ड वाटर) में घोल कर 0.25 ml प्रति कि.ग्रा. शरीर भार से अधोत्वचीय देते हैं।
> 2. Avil - 10 ml I/M
> 3. Intalyte - 500 ml x 10 बोतल
>   2 लीटर I/V प्रतिदिन 5 दिनों तक
> 4. I.V. - 1 सेट

उपरोक्त में से कोई एक दवा के साथ ऑक्सीटेट्रासाइक्लीन 40 मि.ली. माँसपेशी में देते हैं। हाइपोग्लाइसेमिया से बचाने के लिये डेक्सट्रोज 25 प्रतिशत 1–2 लीटर प्रतिदिन पाँच दिनों तक शिरा से देना चाहिए। एन्टीहिस्टामिनिक 10 मि.ग्रा. माँसपेशी में देते हैं।

बेबेसिओसिस

विविध नाम – रेड वाटर, लाल पेशाब, बोबाइन हीमोग्लोबिनयूरिया आदि।

परिचय

यह एक परजीवी रोग है जिसमें पशु को तीव्र ज्वर के साथ पेशाब लाल रंग का होने लगता है। पशु खाना पीना एवं जुगली करना बंद कर देता है। चिकित्सा के अभाव में पशु का 4–5 दिनों में मृत्यु हो जाता है।

रोग का कारण

यह रोग बैबेसिया बोभिस एवं बैबेसिया बाइजेमिना परजीवी के द्वारा होता है। इसका प्रसार मादा किलनी बुफीलस माइक्रोफीलस के द्वारा रक्त चूसने से होता है।

प्रभावित पशु

संक्रमण दर 6–12 माह के पशु में अधिक मिलता है। 5 वर्ष से अधिक आयु के पशु को कम ही यह रोग ग्रसित करता है। व्यवहारिक तौर पर गायों में रोग भैंस से अधिक देखने को मिलता है।

लक्षण

पशु में तीव्र ज्वर (106^0 फा.) अरूचि, सुस्ती, कमजोरी, भोजन–पानी एवं जुगाली बंद, दुग्ध उत्पादन में कमी, नाड़ी एवं श्वास की गति में वृद्धि, कंजंक्टाइभा एवं शरीर श्लेष्मिक झिल्लियाँ पीली पड़ने लगती है। अंत में पेशाब का रंग लाल, काला या गहरा भूरा, लाल चाय के रंग का एवं फेनयुक्त हो जाता है। अधिकतर पशु इस अवस्था में 24 घंटे में मर जाता है। जो पशु जिंदा बच जाता है उसमें एक सप्ताह तक बुखार रहता है फिर 21 दिनों में धीर–धीरे ठीक हो जाता है। कभी–कभी सेरीब्रल बैबेसिओसिस पशु में हो जाता है जिसमें पशु संतुलन नहीं बना

पाता है तथा पिछले हिस्से में पक्षाघात जैसा लक्षण दिखता है। इसमें सुचारू चिकित्सा उपरांत भी मृत्यु दर काफी है।

निदान

लक्षण के आधार पर निदान करने में कोई कठिनाई नहीं होती है।

चिकित्सा

इसके लिये विशिष्ट दवा है। डायमिनाजिन 7 मि.ग्रा. प्रति कि. ग्रा. शरीर भार से माँसपेशी में देना चाहिए। इससे पशु निरोग हो जाता है। इसके अलावा निम्न दवा सहायक के रूप में देते हैं।

Prescription
Rx

1. Brifto 30 ml माँसपेशी में
2. Feritas 10 ml माँसपेशी में
3. Mexxtol 30 ml माँसपेशी में शिरा मार्ग द्वारा

1. फेब्रीफ्यूज जैसे नोभालजिन, मेलोनेक्स प्लस या मेक्सटोल कोई एक 30 मि. ली. माँसपेशी में देनी चाहिए।
2. रक्ताल्पता की स्थिति में फेरीटास – बोलस या सूई।
3. एन्टीहिस्टामिनिक माँस में देना चाहिए।

एक बात का ध्यान देना चाहिए कि इस दवा का असर उस परजीवी (वी. वाइजेमना एवं वी. वोभीस) पर नहीं होता जो उस पशु के शरीर पर उपस्थित किलनी में रहता है। इसलिये किलनी को नष्ट करने के लिये उसकी दवा का उपयोग करना चहिए।

क्षीण हुए रक्त की आपूर्ति के लिये फेरीटास 1 मि.ली./50 कि.ग्रा. शरीर भार से माँसपेशी में देना चाहिए।

थेलेरियेसिस

परिचय

यह गौवंशीय एवं भैंसवंशीय पशुओं का एक तीव्र रोग है जिसमें ऊपरी लसिका ग्रन्थियों की सूजन, दुर्बलता एवं क्षीणता शीघ्रता से होता है। इसमें मृत्यु दर काफी है। देशी गाय में रोग प्रतिरोधक क्षमता विदेशी एवं शंकर नस्ल से अधिक होता है।

Prescription:
Rx

1. Butalex 20 ml भायल माँसपेशी में
2. Feritas 10 ml भायल माँसपेशी मे
3. Intalyte - 1 L x 2 बोतल शिरा मार्ग द्वारा

रोग के कारण

यह रोग थेलेरिया एनूलाटा एवं थेलेरिया पारभा नामक एक कोशिकीय परजीवी द्वारा होता है।

रोग का प्रसार

किलनी के काटने से होता है।

रोग लक्षण

आरम्भ में तीव्र ज्वर, सुस्ती एवं भूख प्रायः कम रहती है। बाद में मुँह एवं नाक से श्राव आता है। साँस लेने में कठिनाई, लसिका ग्रन्थी एवं तिल्ली काफी बड़ा हो जाता है। पाइका का भी लक्षण मिलता है। कुछ पशुओं में अतिसार एवं दस्त मिलता है। पशु में अतिशीध्र क्षीणता एवं निर्बलता आ जाती है एवं पशु 7–10 दिनों में मर जाता है।

कुछ पशुओं में तंत्रिका तंत्र भी प्रभावित हो जाता है। पशु के शरीर में कंपन, ऐंठन पाया जाता है। पशु में खूब लार निकलता है एवं वह अपना सिर खूटा, नांद आदि पर रख दबाव बनाता है। अवयस्क पशु में मृत्यु दर 5 से 50 प्रतिशत, वयस्क देशी पशु में 95 प्रतिशत एवं विदेशी और दोगली नस्ल में मृत्यु दर 100 प्रतिशत है।

चिकित्सा

ब्यूटालेक्स, जुबियोन (पारभोक्वीन) 1 मि.ली. प्रति/20 कि.ग्रा. शरीर भार के अनुसार माँसपेशी में लगाने से पशु को बचाया जा सकता है। रक्ताल्पता से बचाने के लिये पशु को रक्त शीरा से चढ़ाना चाहिए।

ट्राइकोमोनीएसिस

यह पशुओं में प्रजननीय कठिनाइयों का रोग है। इसमें गर्भकाल के प्रथम तिमाही मे गर्भपात हो जाता है। यह मैथुन के दौरान नर से मादा तथा मादा से नर में फैलता है।

कारण

ट्राइकोमोनस फीटस परजीवी से होता है।

लक्षण

साँड़ में कोई लक्षण नहीं मिलता है। मादा में प्रथम तिमाही में गर्भपात हो जाता है। शुरूआती भ्रूण मृत्यु में फीटस इतना छोटा होता है कि पता नहीं चलता है तथा केवल मदकाल असामान्य होता है। गर्भपात के बाद अधिकतर पशु स्वयं रोग मुक्त हो जाता है। कुछ पशुओं में कॉर्पस ल्यूटीयम बना रहता है जिससे सरभाइकल सील बरकरार रहता है और पशु के गर्भाशय में पीवयुक्त सूजन हो जाता है। इस तरह के पशु बांझ हो जाते हैं।

उपचार

इसका कोई विशिष्ट चिकित्सा उपलब्ध नहीं है लेकिन मेट्रोनिडाजोल के चिकित्सा से पशु रोग मुक्त हो जाता है।

इसके लिये प्रेमोजील या मेट्रोन सस्पेंशन 20 मि.ली. गर्भाशय में एक दिन छोड़कर एक दिन 5 दिनों तक देना चाहिए।

कोक्सिडियोसिस/खूनी पेचिस

परिचय

यह एक संसर्गी आन्त्रसोथ रोग है जिसमें पतला दस्त और रक्त युक्त दुर्गन्ध पेचिस होता है। कुछ पशु में रक्ताल्पता होती है। जीर्ण रूप के रोग में वृद्धि तथा उत्पादन कम हो जाता है। इसमें इमेरिया जुरेनाई एवं इमेरिया बोभिस से मुख्यतः अन्धनाल, बृहदंत्र और मलाशय प्रभावित होता है, जबकि ई. लिप्सोडेलिस से छोटी आंत प्रभावित होती है। इसमें अधिकतर 4 माह से 2 वर्ष तक के वत्स अधिक प्रभावित होते हैं लेकिन 1 माह से छोटे वत्स तथा 8–9 वर्ष तक के वयस्क भी प्रभावित होते हैं। अत्यधिक ठंड में भैंस के वत्स अधिक प्रभावित होते हैं।

कारण

इस रोग का कारण इमेरिया जुरेनाई, इमेरिया बोभिस एवं इमेरिया इलिपसोडेलिस जाति की कॉक्सीडिया परजीवी होता है।

लक्षण

रोग के आरम्भ में मन्द ज्वर होता है। लेकिन अधिकतर लाक्षणिक कॉक्सिडियोसिस में शरीर का तापमान सामान्य या सामान्य से नीचे होता है।

लाक्षणिक कॉक्सिडियोसिस में सर्वप्रथम तीव्र रक्त एवं श्लेश्मा युक्त दुर्गन्ध पेचिस होता है। दस्त में रक्त जमा हुआ या ताजा मिलता है। पशु का पिछला पुट्ठा एवं पूँछ पर रक्त युक्त दस्त लगा रहता है। पशु गोबर करने में कष्ट महसूस करता है। दस्त में अधिक मात्रा में रक्त की हानि होने के कारण रक्ताल्पता से श्लेश्मा झिल्ली पीली पड़ जाती है। प्यास अधिक लगता है। गम्भीर अवस्था में गोबर में केवल तरलयुक्त रक्त आता है। पशु इतना कमजोर हो जाता है कि खड़ा होने में असमर्थ हो जाता है। वत्स में बहुधा न्यूमोनिया हो जाता है। इसकी अवधि 3–4 दिन से लेकर 10–15 दिनों तक होता है। घातक रोग में मृत्यु चौथे या पाँचवे दिन होता है। कम तीव्र रूप में पेचिस नहीं होता है। केवल वृद्धि एवं उत्पादन कम हो जाता है।

तंत्रिका रूप के लक्षण

तीव्र कॉक्सिडियोसिस में माँसपेशी में ऐंठन, अति चेतना, पेशियों में लम्बे समय तक अकड़न रहता है। गर्दन आगे और नीचे की ओर झुक जाता है। इस रूप में मृत्यु दर 30–50 प्रतिशत है। यह रूप अत्यधिक ठंड के समय होता है। इसमें वत्स की मृत्यु 24 घंटे के अंदर हो जाती है।

चिकित्सा

यह स्वयं सीमित होने वाला रोग है जिसमें परजीवी के गुणन रूकने पर लक्षण स्वतः एकाएक रूक जाता है। प्रारम्भिक अवस्था में द्वितियक जीवाणु संक्रमण तथा न्यूमोनिया से बचाव के लिये सल्फा ड्रग दिया जाता है। विलम्ब होने पर दवा से लाभ नहीं मिलता है। तंत्रिका रूप में पशु को गौशाले में उचित विछाली पर रखकर गर्म रखने का प्रयास करना चाहिए। पशु को मुँह से इ–बूस्टर और शिरा के द्वारा डेक्स्ट्रोज 25 प्रतिशत देना चाहिए।

सावधानी

कोक्सिडियोसिस में कॉर्टिकोस्टेरॉयड नहीं देना चाहिए। निम्न औषधि चिकित्सा एवं बचाव के लिये व्यवहार में लाया जाता है –

	चिकित्सा	बचाव
सल्फाडिमिडिन	140 मि.ग्रा. प्रति कि.ग्रा. शरीर भार से लगातार तीन दिनों तक	15 मि.ग्रा. प्रति कि.ग्रा. शरीर भार से 15 दिनों तक
नाइट्रोफ्यूराजोन	15 मि.ग्रा. प्रति कि.ग्रा. शरीर भार से 7 दिनों तक	33 मि.ग्रा. प्रति कि.ग्रा. शरीर भार से 15 दिनों तक
एम्प्रोलीयम	10 मि.ग्रा. प्रति कि.ग्रा. शरीर भार से 5 दिनों तक	

बहुकोशिकीय परजीवी रोग

ट्रीमाटोड (पत्तीकृमि)

ट्रीमाटोड से होने वाले तीन प्रमुख रोग हैं–

1. लीवर फ्लूक्स
2. नेजल ग्रेनुलोमा
3. छेरारोग

लीवर फ्लूक्स

विविध नाम – फैसिलिओसिस, लीवर रॉट, हिपैटिक फैसिलिओसिस

परिचय

यह रोमान्थी पशुओं के पाचन विक्षोभ की बीमारी है। इसमें यकृत कड़ा हो जाता है या जगह–जगह सड़ जाता है। इससे यकृत की क्रिया बाधित होती है और पशु धीरे–धीरे कम खाने लगता है। पशुओं में संक्रमण प्रायः वर्षा ऋतु में होता है और लक्षण जाड़े की ऋतु में देखने को मिलते हैं तब तक पशु का यकृत विकृत हो चुका होता है।

कारण

यह फैसिओला हिपैटिका एवं फैसिओला जिजिंटीका नामक अन्तः परजीवी के द्वारा होता है।

लक्षण

पशु की भूख धीरे–धीरे कम हो जाती है, पशु सुस्त एवं रक्ताल्पता का शिकार हो जाता है। पशु जुगाली कम तथा अनियमित समय पर करता है। उत्पादन में कमी आ जाती है। पशु में एलब्यूमिन की कमी के कारण निचले जबड़े के नीचे शोथ हो जाता है जो ढ़ीला रहता है। अन्त में पशु दुबला–पतला कमजोर होकर इलाज के अभाव में मर जाता है। लीवर फ्लूक्स में पशु को जब ओस्टरेजिया का संक्रमण हो तो दस्त होता है जिसे फैसिलिओसिस/ओस्टेरेजिओसिस कॉम्पलेक्स के नाम से जाना जाता है।

चिकित्सा

1. इसके लिये सर्वाधिक उपयुक्त औषधि ट्राइकलवेन्डाजोल है जो 1 दिन से वयस्क फ्लूक्स पर प्रभावकारी होता है। इसे 12 मि.ग्रा. प्रति किलो ग्राम शरीर भार से दिया जाता है। बाजार में फैसीनेक्स, ट्राइकलमार नाम से 900 मि. ग्रा. का बोलस उपलब्ध है। दुधारू पशु में इस दवा को देने की अनुशंसा नहीं की जाती है। गाभिन पशु में ये दिया जा सकता है।

2. रेफॉक्सानाइड – यह दवा 6 सप्ताह से लेकर वयस्क फ्लूक्स पर प्रभावकारी है। इसे 7.5 मि.ग्रा. प्रति किलो ग्राम शरीर भार से खिलाया जाता है। बाजार में रैनीड के नाम से 10 ग्रा. का पैकेट उपलब्ध है, इसे 21 दिन पर पुनः देना चाहिए। दुधारू पशु में इसकी अनुशंसा नहीं की जाती है।

3. ऑक्सीक्लोजानाइड – यह दवा केवल वयस्क फ्लूक्स पर प्रभावकारी है, 15 मि.ग्रा. प्रति कि.ग्रा.शरीर भार से यह औषधि दी जाती है। दुधारू पशु में इसकी अनुशंसा की जाती है।

4. क्लोरूसलोन – यह दवा 6 सप्ताह से वयस्क फ्लूक्स पर प्रभावकारी है, 5 मि.ग्रा. प्रति कि.ग्रा. शरीर भार से औषधि अधोत्वचीय दिया जाता है। दुधारू पशु में इसकी अनुशंसा नहीं की जाती है लेकिन गाभिन पशु में उपयोग किया जा सकता है। एलवेरिन प्लस के नाम से 10 मि.ली. की दवा बाजार में उपलब्ध है।

5. क्लोसैन्टेल – यह 6 सप्ताह से वयस्क फ्लूक्स पर प्रभावकारी है। 10 मि. ग्रा. प्रति कि.ग्रा. शरीर भार से इसे खिलाया जाता है। यह गाभिन पशु में उपयोग किया जा सकता है। जाइक्लोज एवं जेनभेट के नाम से 30 मि.ली. का बोतल एवं 900 मि.ग्रा. का बोलस उपलब्ध है।

बचाव

पशुओं को तालाब के किनारे तथा जल भराव वाले क्षेत्र में नहीं चराना चाहिए। घोंघा का नियंत्रण करना चाहिए।

नेजल ग्रेनुलोमा

इसे नेजल सिस्टोसोमिएसिस या नकड़ा के नाम से भी जाना जाता है।

परिचय

यह गाय–भैंस में होने वाला नाक का रोग है जिसमें ग्रसित पशुओं को बार–बार छींके आती है, तथा साँस लेने में कठिनाई होती है जिसके कारण घर्र–घर्र की आवाज दूर से ही सुनाई पड़ती है।

कारण

यह बीमारी सिस्टोसोमा नेजेलिस नामक रक्त फलक परजीवी के कारण होती है। यह परजीवी पशुओं के नासागुहा की श्लेष्मा के नीचे स्थित रक्त शिराओं में पाया जाता है।

लक्षण

परजीवी के अंडों को नथुनों की श्लेष्मा में आ जाने से सूजन आ जाती है और पशु में सर्दी–जुकाम सा प्रतीत होता है, जिसे नेजल ग्रेनुलोमा कहते हैं। समय बीतने के साथ–साथ ये गाँठे बड़ी होकर गोभी के फूल का स्वरूप ले लेती है जिससे नासागुहा में अवरोध पैदा होता है। रोग ग्रस्त पशु बार–बार छींकता रहता है, नाक से पीला श्राव आता है एवं पशु को साँस लेने में कठिनाई होती है। अवरोध के कारण पशु तेज साँस लेता है तथा इसी अवरोध के कारण घर्र–घर्र की आवाज दूर से सुनी जा सकती है। कार्य करने वाले पशु की कार्य क्षमता तथा दुधारू पशु में दुग्ध उत्पादन में कमी आ जाती है।

चिकित्सा

इस रोग में निम्न औषधियाँ प्रभावकारी पायी गई है–

1. टार्टर एमेटिक – (2 या 4 प्रतिशत) 10 से 20 मि.ली. घोल अन्तः शिरा मार्ग द्वारा सप्ताह में एक या दो बार देना चाहिए। यह ध्यान रखें की औषधि त्वचा या माँसपेशी में न जाये अन्यथा सूजन या घाव हो सकता है।
2. लिथियम एन्टीमनी थियोमेलेट (एनथियोमेलिन .5 प्रतिशत) 15–20 मि.ली. सप्ताह में तीन दिन, गहरे माँसपेशी में आवश्यकता अनुसार 4–6 सूई देते हैं।
3. नाक के फोड़े को पोवीडीन आयोडीन से साफ करना चाहिए। यदि नाक में अवरोध हो रहे हों तो आयोडीन मुख द्वारा देवें।

छेरा रोग

इसे स्टोमक फ्लूक के नाम से जाना जाता है।

परिचय

यह गाय–भैंस में पतले दस्त का रोग है जिसमें पशु में अरूची तथा अधिक प्यास लगती है। कुछ पशुओं में लम्बे समय तक व्यथा से मलाशय में रक्त श्राव होता है। इसमें मृत्यु दर 80 प्रतिशत है।

रोग का कारण

अपरिपक्व पाराएम्फीस्टोम और कोटीलोफोरम परजीवी के द्वारा यह रोग होता है। इसका युवा स्पोरोसिस्ट ड्यूडेनम तथा कभी–कभी जेजुनम तथा एवोमेजम के श्लेष्मा से चिपककर कष्ट देता है। परिपक्व परजीवी से रोग नहीं होता है।

लक्षण

पतला दस्त के साथ रक्त के धब्बे, जबड़े के नीचे अधोत्वचीय शोश जो ढीला होता है। पशु खाना छोड़ देता है, पानी खूब पीता है एवं सुस्त रहता है। कुछ दिन बाद पशु कमजोर होकर मर जाता है।

चिकित्सा

इसकी विशिष्ट चिकित्सा आक्सीक्लोजानाइड से की जाती है। बाजार में टोलजान, फ्लूकनाइड, नीओजाइड आदि नाम से 90 मि.ली. का बोतल तथा 1 ग्रा. का बोलस मिलता है।

फीता कृमि

इसे सिस्टोडियोसिस या टीनिएसिस भी कहते हैं।

परिचय

फीता कृमि के संक्रमण से पशुधन के स्वास्थ्य पर कुप्रभाव कम पड़ता है, लेकिन अधिक संख्या में संक्रमण से वत्स पशु के स्वास्थ्य पर कुप्रभाव हो सकता है। सिस्टोडियोसिस 6 माह से कम आयु के वत्स में होता है जिसमें अरूची, कब्ज, मन्द दस्त तथा रक्ताल्पता होती है।

कारण

मोनेजीया इक्सपेन्सा के कारण गाय–भैंस के वत्स में ये रोग होता है।

लक्षण

पशु सुस्त, त्वचा रूखड़ा, मन्द भूख, कब्ज, मन्द दस्त, पेचिश और कभी–कभी रक्ताल्पता का शिकार हो जाता है। पशु का पेट निकला हुआ प्रतीत होता है। पशु कुछ दिनों में कमजोर हो जाता है।

चिकित्सा

इसके लिये अल्वेन्डाजॉल तथा फेवेन्डाजॉल प्रभावकारी दवा है जो 10 मि.ग्रा. प्रति कि.ग्रा. शरीर भार से दी जाती है। बाजार में अल्वेन्डाजोल एलबोमार, कालबेन्ड, नोराल आदि नामों से 30 मि.ली. के बोतल में उपलब्ध है। फेवेन्डाजोल फेन्टास, भेटफेन आदि नामों से 150 मि.ग्रा. की गोली उपलब्ध है।

गोल कृमि

पशुओं में गोल कृमि से निम्न रोग होता है –

1. हेमोन्कोसिस या अमाशय कृमि
2. एसकेरियेसीस या जोंकी
3. फेफड़ा कृमि या कृमियुक्त श्वसनी
4. ओयसोफेगोस्टोमीएसिस
5. ट्राइचूरीएसिस
6. पाट फूटना
7. कुमरी या कटि पक्षाघात
8. नेत्र कृमि रोग

हेमोन्कोसिस या अमाशय कृमि

यह रोमान्थी पशु के एवोमेजम (चतुर्थ अमाशय) में होने वाली परजीवी बीमारी है।

कारण

यह हिमोन्कोसिस प्लेसी और हिमोन्कोसिस सिमिलिस से होता है। वैसे इसके साथ ट्राइकोस्ट्रॉंगिलस एवं ओस्टोरेजिया का संयुक्त संक्रमण होता है।

लक्षण

इसमें पशु को दस्त आना प्रमुख है जिसके कारण पशु धीरे–धीरे दुबला–पतला और रक्ताल्पता का शिकार हो जाता है। रोग की तीव्र अवस्था में रक्त की कमी तेजी से बढ़ती है। पशु की निचले जबड़े के नीचे जलीय शोथ हो जाता है। रक्त में लाल रक्तकण की संख्या घट जाती है। उत्सतावण के कारण मृत्यु हो जाती है।

चिकित्सा

आइभरमेक्टीन तथा लेभामिसोल का प्रभाव सर्वोत्तम है। इसके अलावा अल्वेंडाजोल, फेवेन्डाजोल तथा क्लोसेन्टल का भी प्रभाव उत्तम है। आइवरमेक्टीन बाजार में एभोमेक, ट्राइमेक आइभरमीन के नाम से 10 मि.ली. भाइल में उपलब्ध है जिसे 1 मि.ली. प्रति 50 कि.ग्रा. शरीर भार से अधोत्वचीय दिया जाता है। लेभामीसोल का बाजार में लेमासोल 75–30 मि.ली. का भायल उपलब्ध है। इसे 7.5 मि.ग्रा. शरीर भार से अधोत्वचीय दिया जाता है।

एसकेरीऐसिस या जोंकी

यह छोटी आंत का रोग है जो विशेषकर छोटे पशुओं को प्रभावित करता है। इसमें भूख न लगना, शुरू में कब्ज बाद में मन्द दस्त एवं उदर शूल होता है। यह गाय एवं भैंस दोनों के वत्स को प्रभावित करता है। भारत वर्ष में जोंकी, भैंस वत्स की मृत्यु का एक प्रमुख कारण है।

कारण

एस्केरिस वाइटोलोरम नामक परजीवी इसके लिए उत्तरदायी है।

लक्षण

भूख की कमी, मिट्टी खाना, कब्ज, बाद में मन्द. दुर्गन्ध भरा दस्त, दस्त के साथ जोंकी का निकलना, पेट का बड़ा होकर लटकना, कभी–कभी उदरशूल, चिहुँकना, शरीर भार में कमी, रक्ताल्पता, जलाभाव, छटपटाना, गिर पड़ना और मर जाना इसके लक्षण हैं।

चिकित्सा

पीपराजीन साल्ट इस पर प्रभावी है। बाजार में एन्टीपार, पीपराजीन के नाम से 30 मि.ली. की बोतल उपलब्ध है। इसे 200 मि.ग्रा. प्रति कि.ग्रा. शरीर भार से

पिलाना चाहिए। इसके अलावा जलाभाव में डेक्सट्रोज या नार्मल सैलाइन शिरा मार्ग से देना चाहिए। पशु यदि खड़ा न हो पाये तो B_1, B_6 एवं B_{12} का सूई देना चाहिए। रक्ताल्पता दूर करने के लिये फेरीटास बोलस दिया जा सकता है।

फेफड़ा कृमि या कृमियुक्त श्वसनी

परिचय

गौवंश एवं भैंसवंश के पशु में फेफड़ा कृमि के आक्रांत से यह रोग होता है जिसमें पशु को परजीवी न्यूमोनिया, अंतराल न्यूमोनिया तथा द्वितियक जीवाणु जन्य न्यूमोनिया में से कोई अवस्था रोग में मिल सकती है। इसमें पशुओं को श्वसनी प्रदाह होता है। पशु सदैव खाँसता रहता है। यह बछड़ों में वयस्क की अपेक्षा अधिक होता है।

कारण

गाय–भैंस में केवल डिक्टीयोकैलस विविपैरस ही फेफड़ा कृमि है जो इस रोग का कारण बनता है।

लक्षण

पशुओं में दो अवस्था पायी जाती है।

1. तीव्र अवस्था – अचानक श्वसन में कठिनाई तथा श्वसन उदरीय होता है। शरीर का तापक्रम 104^0–105^0 फा. एवं हृदय गति 100–120 प्रति मिनट हो जाती है। नसिका से मन्द श्राव आरम्भ हो जाता है। 24 घंटे में पशु मुँह खोलकर साँस लेने लगता है। पशु रोग के बढ़ने पर जमीन पर लोट जाता है तथा चिकित्सा के अभाव में उसकी मृत्यु हो जाती है।
2. कम तीव्र अवस्था – आरम्भ में दस्त होता है। शरीर का तापक्रम सामान्य से लेकर थोड़ा अधिक हो सकता है। श्वसन की गति बढ़ जाती है, पशु बार–बार खाँसता है एवं प्रभावित पशु क्षीण हो जाता है। मृत्यु दर तीव्र अवस्था से काफी कम है। बाद में जीवाणु जन्य श्वसनी प्रदाह हो जाता है।

चिकित्सा

इस परजीवी पर अल्वेंडाजॉल, फेवेन्डाजोल, लेभामिसॉल, आइभरमेक्टीन औषधि का उत्तम प्रभाव है। इसमें से कोई एक दवा देने से पशु स्वस्थ हो जाता है।

ओसोफेगोस्टोमीएसिस

परिचय

यह गाय–भैंस वंश में बृहदंत्र के श्लेष्मा में उपस्थित कृमिजन्य रोग है। इसमें आहार नाल में गाँठे हो जाती है और पाचन क्रिया में व्यवधान उत्पन्न हो जाता है।

रोग का कारण

यह ओसोफेगोस्टोमम रेडियेटम एवं ओसोफेगोस्टोमम वेनुलोसम के कारण होता है।

लक्षण

वत्स पशु में मन्द भूख के साथ कब्ज एवं दस्त आरम्भ में कुछ अंतराल पर होता है, बाद में गठीला अतिसार हो जाता है। दस्त का रंग गहरा हरा होता है। इसके कारण पशु क्षीण एवं रक्ताल्पता का शिकार हो जाता है। पशु की मृत्यु उत्सतावण के कारण होती है।

चिकित्सा

इस पर सभी बहुक्षेत्रीय औषधि प्रभावकारी है।

ट्राइचूरिएसिस

यह गाय–भैंस के अन्धनाल में मिलने वाले विपवर्म से होने वाला रोग है। यह गाय–भैंस में विशेष महत्व रखने वाला रोग नहीं है। यह केवल स्थानीय सूजन उत्पन्न करता है। बहुत अधिक संख्या में परजीवी के संक्रमण से दस्त तथा कभी–कभी दस्त के साथ आँव या रक्त भी आता है।

कारण

इसका मुख्य कारण ट्राइचुरिस ग्लोवुलोसा है, जबकि कभी–कभी ट्राइचुरिस डिसक्लोर से भी संक्रमण हो जाता है।

लक्षण

रोमान्थी में लक्षण बहुत कम ही में देखने को मिलता है। अत्यधिक संक्रमण की स्थिति में दस्त के साथ–साथ आँव या रक्त भी आता है।

चिकित्सा

आइभरमेक्टिन तथा फेवेन्डाजोल प्रभावी औषधि है।

पाट फूटना

परिचय

यह गौवंश की त्वचा में गोल कृमि से होने वाला रोग है जिसमें त्वचा में छोटी–छोटी गाँठे पड़ जाती है तथा जिसके फूटने से रक्तीय श्राव होने लगता है। यह खास कर बसंत, ग्रीष्म ऋतु तथा शिशिर में होता है।

रोग का कारण

यह पाराफाइलेरिया वोभीकोला नामक गोलकृमि के कारण होता है। पूर्वी भारत (बंगाल तथा उड़ीसा) में स्टिफैनोफाइलेरिया डिडोइसि से होता है।

रोग लक्षण

चमड़े में छोटी–छोटी गाँठे बन जाती है जिसके फटने से रक्तीय श्राव होने लगता है। इसको दबाने से धागे के समान कीड़ा निकलता है जो 3–6 से.मी. लम्बा होता है। रोगी पशु धीरे–धीरे दुर्बल हो जाता है। यह खासकर पशु के कंधा, स्कन्ध प्रदेश तथा वक्षीय क्षेत्रों में अधिक होता है। इस रोग से ग्रसित पशु का पैर पक्षाघात से बेकार हो जाता है एवं नेत्र ज्योति भी कम हो जाती है।

चिकित्सा

एन्थीयोमेलिन 20 मि.ली. माँसपेशी में, 48 घंटे पर तीन सूई, प्रभावकारी औषधि है।

अथवा – टारटर इमेटिक 4%, 20 मि.ली. शिरा मार्ग से सप्ताह में दो बार लगाया जाता है।

कुमरी या कटि पक्षाघात

इस रोग में एकाएक पशु के पिछले हिस्से में पक्षाघात हो जाता है जिससे पशु उठ नहीं पाता है।

कारण

इसके कई कारण हैं –

1. कैल्शियम और मैगनेशियम की कमी

2. सूक्ष्म तत्व एवं विटामिन B_1 की कमी
3. रक्त श्रावित मस्तिष्क प्रदाह
4. सेरेब्रो स्पाइनल नेमाटोडिएसिस
5. सेटारिया डिजिटाटा का केन्द्रीय तंत्रिका तंत्र पर संक्रमण से

रोग लक्षण

यह रोग अचानक हो जाता है। पशु प्रायः पूरा प्रयास करने के उपरांत भी खड़ा नहीं हो पाता है। इसमें पिछले हिस्से का पक्षाघात हो जाता है।

चिकित्सा

स्टेरिया पक्षाघात सेटारिया डिजिटाटा का केन्द्रीय तंत्रिका तंत्र पर संक्रमण से होता है। इसकी कोई प्रभावशाली औषधि उपलब्ध नहीं है। कृमिनाशक केवल रोग को बढ़ने से रोकता है। यदि कटि पक्षाघात कैल्शियम मैग्नेशियम, सूक्ष्म तत्व तथा विटामिन B_1 की कमी से होता है तो सूचीबेध द्वारा कैल्शियम, मैग्नेशियम, विटामिन B_1, B_6, B_{12}, तथा खनिज लवण देने से सफलता मिलती है।

Prescription
Rx

1. Capsola-45 ml x 2 वायल
   15 ml माँसपेशी में 6 दिनों तक
2. Hivit-30 ml x 3 वायल
   15 ml माँसपेशी में 6 दिनों तक
3. Triredisol H-1000-5 ml x 18 वायल
   15 ml माँसपेशी में प्रतिदिन 6 दिनों तक
4. Benoside fort-100 Tab.
   10 Tab प्रतिदिन 10 दिनों तक
5. Acetalarsan-10 ml amp x 6 amp
   10 ml माँसपेशी में प्रतिदिन 6 दिनों तक

नेत्र कृमि रोग

यह पशुओं में थैलेजिआ जाति के परजीवी के द्वारा होने वाला नेत्र रोग है। इससे पशु के आँख के स्वच्छ मण्डल में शोथ उत्पन्न हो जाता है जिससे अश्रु श्राव, नेत्र श्लेष्मा कला में शोथ तथा प्रकाश सहन न कर पाना जैसी व्याधि उत्पन्न हो जाती है।

कारण

थेलेजिया जाति के कृमि द्वारा यह रोग होता है।

लक्षण

पशु को अधिक मात्रा में अश्रु श्राव होता है। आरम्भ में आँख के स्वच्छ मंडल से उजला कृमि घूमते देखा जा सकता है। धीरे–धीरे स्वच्छ मंडल में शोथ हो जाने से स्वच्छ मंडल में सफेदी छा जाती है।

चिकित्सा

आइभरमेक्टिन जैसे आइभोमेक, ट्रूमेक्टिन, आदि 10 मि.ली. अधोत्वचीय देने से लाभ मिलता है।

□□□

अध्याय 16

रिकेट्सियल रोग

एनाप्लाजमोसिस

इसे गॉल सिकनेस भी कहा जाता है।

परिचय

यह रिकैट्सिया – जनित परजीवी रोग है जो मुख्यतः गौपशुओं में होता है। भैंस वंशीय पशु में भी यह रोग होता है। यह एक वर्ष से छोटे पशु तथा कभी–कभी वयस्क पशु में होने वाला रोग है। यह रोग उन क्षेत्रों में अधिक पाया जाता है, जहाँ पर बाह्य परजीवी का प्रकोप होता है। इसमें पशु लम्बे समय तक ज्वर से पीड़ित रहता है एवं शीघ्रता से रक्ताल्पता उत्पन्न होती है।

रोग के कारण

एनाप्लाज्मा मार्जिनल नामक रिकैट्सिया परजीवी के कारण होता है। यह परजीवी सूक्ष्म, गोलपिण्ड के आकार का होता है जो मुख्यतः लाल रक्त कोशिका में पाया जाता है।

रोग का संक्रमण

इस रोग का संक्रमण मुख्य रूप से रक्त चूसने वाली किलनी जैसे बुफिलस अरगस, डरमोसेन्टर हायलोमा, इक्सोडस तथा रिफीसिलस प्रजातियों के द्वारा होता है। इसके अलावा मक्खी एवं मच्छर के काटने से भी इसका प्रसार होता है। कभी–कभी सींगरोधन, बधियाकरण, टीकाकरण एवं शल्यचिकित्सा के द्वारा भी यांत्रिक रूप से रोग का प्रसार हो जाता है।

लक्षण

प्रारम्भ में अरूचि, सुस्ती एवं तापक्रम 103^0 से 104^0 फा. तक रहता है। दुग्ध उत्पादन घट जाता है। शरीर का ताप 105^0 फा. से अधिक बहुत ही कम पशु में पाया जाता है। ज्वर लगातार या रूक–रूक कर अनियमित समय तक रहता है। रक्ताल्पता के कारण पशु सुस्त और कमजोर हो जाता है। श्वसन में कठिनाई के साथ–साथ हृदयगति तीव्र हो जाती है। अंत में पशु को पीलिया हो जाता है। उचित उपचार के अभाव में अधिकतर पशु की मृत्यु हो जाती है। कुछ पशु जो बच जाते हैं, दुर्बल हो जाते हैं और प्रजनन क्षमता भी प्रभावित होती है। गर्भित पशु में गर्भपात हो जाता है। अधिक तीव्र रूप में एकाएक उच्च ज्वर, रक्ताल्पता एवं पीलिया, साँस लेने में कठिनाई एवं 24 घंटे में मृत्यु हो जाती है। यह वयस्क दुधारू पशु में प्रायः मिलता है।

चिकित्सा

1. उपचार के लिये 10 मि.ग्रा. ऑक्सिटेट्रासाइक्लिन/कि.ग्रा. शरीर भार से शिरा मार्ग द्वारा तीन दिनों तक देना चाहिए।
2. रक्ताल्पता की आपूर्ति के लिये फेरीटास 1 मि.ली. प्रति 50 कि.ग्रा. शरीर भार से अंतः माँसपेशी द्वारा दी जानी चाहिए।

असंक्रामक रोग

वैसे रोग जिसका प्रसार संक्रमण या छूत से नहीं होता है असंक्रामक रोग कहलाता है। इस रोग का वर्णन प्रभावित होने वाले तंत्र के आधार पर नीचे अलग–अलग किया गया है।

1. पाचन तंत्र के रोग
2. श्वसन तंत्र के रोग
3. रक्त संचालन तंत्र के रोग
4. मुत्रिका तंत्र के रोग
5. तंत्रिका तंत्र के रोग
6. प्रचलन तंत्र के रोग
7. गर्भावस्था के रोग
   क. प्रसव के पहले का रोग
   ख. प्रसव के बाद का रोग
8. प्रजनन तंत्र के रोग

□□□

अध्याय 17

पाचन तंत्र के रोग

इस तंत्र के अंतर्गत मुख, ग्रासनली, भोजन नली, अमाशय, आंत्र, यकृत, प्लीहा एवं अग्नाशय मुख्य रूप से आते है। इसमें होने वाले मुख्य रोग निम्न है –

1. मुख प्रदाह
2. भोजन नली का शोथ
3. ग्रासनली में रूकावट
4. भूख की कमी
5. कुलषित भूख
6. रूमेन का ठसाठस होना
7. पेट फुलना (अफरा)
8. झाग वाला पेट फूलना (झाग वाला अफरा)
9. अपच
10. पेट दर्द
11. आंत्र शोथ

12. दस्त
13. पेचिस
14. कब्ज
15. आँत में अवरोध
16. आँत का ऐंठन
17. अन्त्रांत प्रवेश/इन्टुससेप्सन
18. पाण्डु रोग

1. मुख प्रदाह

परिचय

इसमें मुँह की श्लेष्मा लाल हो जाती है। मुँह में छाले पड़ जाते हैं, मुँह से लार चलता है, पशु खाना कम कर देता है एवं शरीर का तापक्रम सामान्य या सामान्य से थोड़ा बढ़ा रह सकता है।

यह निम्न रूप से मिल सकता है –

क. सरल मुख प्रदाह
ख. फफोले वाला प्रदाह
ग. जख्म वाला प्रदाह
घ. सड़ने वाला प्रदाह
ङ. छाले वाला प्रदाह

कारण

आघात, उत्तेजक पदार्थ जैसे अम्ल, क्षार को मुख द्वारा सेवन कराने से, कुछ संक्रामक रोग जैसे खुरपका आदि।

लक्षण

मुख का श्लेष्मा झिल्ली लाल हो जाती है, आरम्भ में गर्म तथा अति संवेदनशील रहता है, फिर प्रकृति अनुसार फफोला दिखने लगता है। फफोला फटने पर जख्म दिखने लगता है। मुँह से लार चलता है, पशु खाना कम कर देता है। पशु के शरीर का तापक्रम आरम्भ में सामान्य लेकिन फफोला होने पर बढ़ जाता

है। पुनः फफोला फूटने पर तापक्रम सामान्य हो जाता है। लसिका ग्रन्थी में सूजन हो जाता है। घाव एक से चार सप्ताह चलता है। मुँह से दुर्गन्ध आती है।

उपचार

(i) मुख में यदि कोई बाहरी वस्तु हो तो उसे निकाल देना चाहिए। फिर निम्न में से किसी एक औषधि का प्रयोग करना चाहिए।

क. आयडो गिल्सरीन (1:3 के अनुपात में)

ख. पोटाशियम परमैग्नेट घोल (1:1000 के अनुपात में)

ग. फिटकरी घोल (1 से 5 प्रतिशत)

घ. बोरोग्लिसरिन (2 प्रतिशत)

यदि लार बहुत अधिक आ रहा हो तो – बोरिक अम्ल 31 भाग, ग्लिसरिन 200 भाग, दोनों को मिलाकर श्लेष्मा पर लगाना चाहिए। यदि श्लेष्मा या उत्तक में सड़न होने लगे तो उसे हटाकर लुगोल्स घोल 4 प्रतिशत या बोरिक अम्ल से धोया जा सकता है।

(ii) एन्टीहिस्टामिनिक जैसे एभिल, फेनाफिल, फेनारगन, एनीस्टामिन कोई एक 10 मि.ली. माँसपेशी में देना चाहिए।

(iii) जीवाणु नाशक दवा जैसे प्रोकेन पेनिसिलिन, स्ट्रेप्टोपेनिसिलिन, ऑक्सीटेट्रा–साइक्लिन आदि में से कोई एक माँसपेशी द्वारा दिया जाना चाहिए।

सूचना

मसूढ़ा तथा जिह्वा प्रदाय प्रायः मुँह प्रदाह के साथ ही मिलता है अतः मसूढ़ा तथा जिह्वा प्रदाह की चिकित्सा मुँह प्रदाह जैसी ही है।

2. ग्रासनली का शोथ या भोजन नली का शोथ

यह पशुओं में होने वाला ग्रासनली शोथ है। इसमें ग्रासनली के श्लैष्मिक झिल्ली में सूजन हो जाती है।

कारण

अ. तीव्र उत्तेजक पदार्थ के सेवन कराने से

ब. बाहरी वस्तुओं से रूकावट के कारण

स. ग्रासनली के ऊपर बाहरी आधात से

द. ग्रासनली का आर्वूद

इ. विशेष रोग जैसे रिंडरपेस्ट

फ. हाइपोडर्मा के लार्वा से।

लक्षण

रोग की गम्भीर स्थिति में पशु को निगलने में कष्ट होता है। मुँह से लार झाग जैसा निकलता है, लार के साथ कभी–कभी रक्त मिला श्लेष्मा आता है। पानी पिलाने से पानी नसिका द्वारा बाहर आ जाता है। जुगाली बन्द हो जाती है। पशुओं में द्वितीय अफरा हो जाता है। यदि बाह्य नुकीली वस्तु ग्रासनली में फँसी होती है तो कभी–कभी बिना कोई खास नुकसान दिये गर्दन वाले भाग में छेद करके निकल जाती है लेकिन कभी–कभी यह छाती में छेदकर घुस जाती है जिससे प्लूरिसी हो जाता है तथा पशु की मृत्यु हो जाती है।

उपचार

ग्रासनली को भलीभाँति जाँच कर बाह्य वस्तु निकाल देना चाहिए। ग्रासनली की सतह पर बाहर से सिकाई करना चाहिए। यदि कोई बाह्य पदार्थ न हो तो दर्द निवारक औषधि की सूई जैसे नोवालजिन, एनालजिन, एनालजेसिक लगाना चाहिए तथा एक एन्टीबायोटिक की सूई तीन दिन माँसपेशी में देना चाहिए।

3. ग्रासनली का अवरोध

यह पशुओं में आम की गुठली, बड़े बीज, मकई, आलू, रबर बॉल, सेव आदि ग्रासनली में अटक जाने से होता है। इसके अलावा निम्न कारणों से भी ग्रासनली में अवरोध उत्पन्न हो सकता है।

अ. ग्रासनली का आर्वूद

ब. मेडीस्टाइनल लसिका ग्रन्थि के बढ़ने से

स. ग्रासनली के डाइवर्टिकुलम से

लक्षण

खाना पीना बंद, सिर नीचे कर अवरोध पदार्थ को निगलने या उगलने का बार–बार प्रयास, अत्यधिक फेन भरा लार बहना, अफरा, बेचैनी, जिह्वा बाहर निकालना, सिर और गर्दन को बार–बार इधर–उधर घुमाना आदि।

चिकित्सा

मुँह खोलकर भलीभाँति जाँच कर यदि कोई बाह्य वस्तु दिखती है तो लम्बी चिमटी से पकड़ कर निकाल दें। गर्दन पर बाहर से देखने या हाथ से सहलाने पर यदि कोई वस्तु अटका प्रतीत हो तो बाहर से गर्दन को हाथ से सहलाकर उस वस्तु को नीचे या ऊपर ढकेलने का प्रयास करें। यदि सफलता नहीं मिले तो अवरोध को स्टोमक नली की सहायता से वस्तु को गले के नीचे पेट में ढकलने का प्रयास किया जा सकता है। सभी प्रयत्न असफल हो जाने पर शल्य क्रिया द्वारा अवरोध को दूर करना चाहिए। अवरोध दूर होने से पूर्व अफरा दूर करने के लिये ट्रॉकार का प्रयोग कर जमा हवा निकाल देना चाहिए। ग्रासनली के संकुचन दूर करने के लिये एट्रोपीन सल्फेट 16–32 मि.ली. अधोत्वचीय देना चाहिए।

4. भूख की कमी

भूख की कमी होना पशु में रोग न होकर एक लक्षण है जो पशु द्वारा किसी रोग से ग्रसित होने पर प्रकट होता है।

कारण

मुँह में या जीभ कट जाने या छाले पड़ने या सूजन होने पर, ग्रासनली में किसी चीज के अवरोध से, पाचन में गड़बड़ी से, खनिज लवण की कमी के कारण, परजीवी, जीवाणु या विषाणु के संक्रमण से, अमाशय शोथ या आन्त्रशोथ होने पर पशु खाना कम या बंद कर देता है।

लक्षण

मन्दाग्नि, मुँह में प्रदाह होने पर लार या फेन चलने लगता है, जीवाणु या विषाणु संक्रमण में ज्वर हो जाता है। परजीवी संक्रमण में गोबर–मूत्र की जाँच एवं अन्य लक्षण से पहचाना जाता है, जैसे धीरे–धीरे कम खाना तथा धीरे–धीरे दुबला–पतला तथा कमजोर हो जाता है।

उपचार

पशु में सर्वप्रथम रोग की पहचान कर उसकी चिकित्सा करनी चहिए। उसके उपरांत पाचन की गड़बड़ी को सुव्यवस्थित करने के लिये निम्न दवा में से कोई एक दवा दी जा सकती है।

1. एच.वी. स्ट्रांग–10 ग्राम सुबह–शाम 5 दिन
2. हिमालय बत्तीसा–50 ग्राम सुबह–शाम
3. एड फीड–2 बोलस सुबह–शाम 5 दिनों तक
4. रूमेनटोन या बोभीटोन बोलस–2 बोलस सुबह–शाम 3 दिन

इसके अलावा बी कॉम्पेलेक्स जैसे एक्सप्लेक्स, कोन्सीप्लेक्स, पेपर्सिड आदि में से कोई एक 10 मि.ली. माँसपेशी द्वारा 3 दिनों तक देना चाहिए।

खनिज लवण जैसे सी.आर.एस. या न्यूट्रीभेट डी.एस. या टोटाभिट स्ट्रांग–30 ग्रा. तथा सामान्य लवण (नमक) 30 ग्राम प्रतिदिन देना चाहिए।

यदि पशु अत्यधिक कमजोर हो गया हो तो इन्टालाइट या रिन्टोज (डेक्सट्रोज 25 प्रतिशत) शिरा मार्ग से दिया जा सकता है तथा सोडैफ या टोनोफॉस्फेन 10 मि.ली. माँसपेशी में देना चाहिए।

5. कुलषित भूख

यह बिमारी पशुओं में साधारणतः देखी जाती है, जिसमें पशु खाद्य पदार्थ के अलावा अखाद्य पदार्थ जैसे मिटट्ी मल–मूत्र, कागज, कपड़ा, ईंट आदि खाने लगता है। कुछ पशु दीवार को चाटने लगता है तथा कुछ पशु अपना या अन्य पशु के शरीर के बाल भी नोच–नोच कर खाने लगता है।

कारण

इसका मुख्य कारण भोजन में खनिज लवण या साधारण नमक की कमी है। पशुओं में कृमि संक्रमण में भी मन्दाग्नि के कारण खनिज लवण की कमी हो जाती है।

लक्षण

पशु अखाद्य पदार्थ चाटने तथा खाने लगता है।

उपचार

पशु को प्रतिदिन 50 ग्राम नमक तथा 30 ग्राम खनिज लवण देना चाहिए। इसके अलावा समय–समय पर कृमिनाशक दवा का प्रयोग करना चाहिए। शीघ्र लाभ के लिये फॉसफोरस की सूई नोभीजैक 25 मि.ली. प्रतिदिन 4 दिनों तक माँसपेशी द्वारा दें।

6. रूमेन का ठसाठस होना

जब अमाशय की पहली कोठरी (रूमेन) अधिक ठोस पदार्थ खाने से ठसाठस भर जाता है तो पेट में ठोस आहार के साथ–साथ कुछ गैस भी बन जाता है। पशु का बायाँ कोख बाहर से उभरा प्रतीत होता है।

कारण

ठोस तथा सूखा चारा दाना अधिक खाने से। रूमेन की ग्रन्थियों के श्राव कम होने से। अधिक मात्रा में चावल, रोटी, पूड़ी सब्जी खाने से। कम मात्रा में जल पीने से।

लक्षण

पशु खाना–पीना छोड़ देता है तथा जुगाली बन्द कर देता है। बायाँ कोख बाहर से उभरा प्रतीत होता है तथा दबाने पर कठोर लगता है। आरम्भ में कब्ज तथा बाद में दस्त होने लगता है, पेट में पशु दर्द महसूस करता है। दाँत किटकिटाना, पेशाब में रूकावट, पशु बैठना नहीं चाहता है तथा खड़ा रहता है। पशु सुस्त और बैचेन रहता है। साँस जल्दी–जल्दी लेता है।

चिकित्सा

1. चारा–पानी बंद कर देना चाहिए।
2. मैगसल्फ–250 ग्राम

   नमक–250 ग्राम

   मीठा सोडा–30 ग्राम

   सोंठ–30 ग्राम

   उपरोक्त को 1 लीटर जल में मिलाकर पिलाना चाहिए।
3. तीव्र रूप में 50 मि.ली. तारपीन तेल 1 लीटर अलसी के तेल में मिलाकर पिलाना चाहिए।
4. एन्टीएलर्जिक, दर्दनाशक, रूमेनोटोरिक औषधि एवं बिटामिन B_1, B_6 एवं B_{12} से बनी औषधि देना चाहिए।

उपरोक्त सभी प्रयास असफल होने पर शल्य क्रिया से उपचार करना चाहिए।

7. अफरा

जुगाली करने वाले पशु के रूमेन तथा रेटीकुलम (अमाशय का प्रथम एवं द्वितीय कोठरी) में गैस भर कर फूल जाता है। ये विशेष कर अधिक कार्बोहाइड्रेट युक्त दाना या गीला दलहनी चारा खाने से या ग्रासनली के अवरूद्ध हो जाने से होता है।

लक्षण

पशु का बायाँ कोख फूला हुआ होता है जिसे थपथपाने से ढोल जैसी आवाज आती है। पशु अत्यधिक बेचैन रहता है एवं श्वास लेने में कष्ट होता है। पशु मुँह खोलकर साँस लेता है, जीभ मुँह से बाहर लटकता रहता है, एवं खाना–पीना एवं जुगाली त्याग देता है। गोबर मूत्र जल्दी–जल्दी होता है, पशु बार–बार उठता–बैठता है। इसमें ज्वर भी होता है।

अंत में पशु एक ओर लेटकर गहरी और लम्बी साँस लेने लगता है। चिकित्सा के अभाव में पशु की मौत हो जाती है।

रोगनिदान

पशु के आहार की जानकारी का रोग निदान में प्रमुख स्थान है। बाँयी कोख को थपथपाने से ढोल जैसी आवाज इस रोग का निश्चयात्मक लक्षण है।

चिकित्सा

तीव्र अवस्था में ट्रोकार और कैनूला की मदद से रूमेन को पन्चर कर गैस निकाल देते है। यदि स्थिति उतनी गम्भीर न हो तो मुँह के जबड़ों के बीच नीम के टहनी का टुकड़ा लगा देना चाहिए। पशु के बायीं कोख पर बन्द मुट्ठी से आगे से पीछे की ओर मालिश लम्बे समय तक करना चाहिए। पशु को टहलाना चाहिए। औषधि के तौर पर–

1. ब्लोटोसिल, ब्लोटोनिल, डी ब्लोट, ब्लोटीनॉक्स में से कोई एक 100 मि.ली. पिलाना चाहिए या संभव हो तो सीधे रूमेन में देना चाहिए।
2. एन्टीएलर्जिक 10 मि.ली. माँसपेशी में देना चाहिए।
3. पेट दर्द से राहत के लिये दर्द नाशक रिडालपिन या भलजीनेट 20–30 मि. ली. माँसपेशी में देना चाहिए।

4. आराम होने पर रूमेनोटोरिक जैसे वोभीरम बोलस–2 सुबह–शाम 3 दिनों तक दें।
5. लीभर इक्सट्रेक्ट विद वी कॉपलेक्स जैसे पेपसीड, लिभोजिन–10 मि.ली. माँसपेशी में 3–4 दिनों तक दें।

8. झाग वाला अफरा

परिचय

इसमें रूमेन में भोजन के साथ–साथ गैस के छोटे–छाटे बुलबुले समा जाते हैं जिससे पेट फूल जाता है। इसमें बायें कोख को बन्द मुटठी से दबाने पर मुट्ठी के दबाव का निशान देर तक कोख पर बना रहता है। बायें कोख का थपथपाने से ढोल जैसी आवाज नहीं होती है।

कारण

1. हरा दलहनी चारा जैसे बरसीम, मटर, चना आदि खिलाने से
2. झाग पैदा करने वाला चारा खिलाने से
3. सड़ा गला या बासी चारा खिलाने से
4. चारा दाना में अचानक परिवर्तन

लक्षण

पशु का बायाँ कोख फूल जाता है तथा उसे दबाकर छोड़ने से मुट्ठी का दबाव का निशान देर तक कोख पर बना रहता है। पशु बेचैन रहता है तथा खाना–पीना एवं जुगाली छोड़कर कराहता है। पशु बार–बार बायीं कोख की ओर देखता है।

चिकित्सा

1. ब्लोटोसिल, ब्लोटोनिक्स, ब्लोटोनिल में से कोई एक 100 मि.ली. रूमेन में सीधे डालना या पिलाना चाहिए।
2. एन्टीहिस्टामिनिक जैसे एविल, जीट, कुराल में से कोई एक 10 मि.ली. माँसपेशी में देना चाहिए।
3. आक्सीटेट्रासाइक्लीन या स्टेक्लीन बोलस पहली बार 4 बोलस फिर 2 बोलस सुबह–शाम 3 दिन दें। यदि उपरोक्त दवा से 2–3 दिनों में आराम न हो तो प्राण रक्षा के लिये शल्य क्रिया की मदद ली जा सकती है।

9. अपच

पाचन क्रिया के ह्रास से उत्पन्न पाचन संबंधी विकार जिसमें आहार का पाचन ठीक से नहीं होता है। इसका कुप्रभाव पशु के स्वास्थ्य पर पड़ता है।

कारण

इसके निम्न में से कोई एक या कई कारण एक साथ हो सकते हैं –

1. अनियमित एवं दूषित आहार
2. चारा दाना में अचानक परिवर्तन
3. कुलषित भूख
4. दाँत की खराबी
5. जेर के खाने से
6. पेट में कृमि होने से
7. अत्यधिक एन्टीबायोटिक या सल्फा ड्रग के खाने से
8. कम श्रम एवं अधिक विश्राम करने से
9. अधिक रातिब एवं कम मोटा चारा खाने से

लक्षण

भूख में कमी, अनियमित जुगाली, सुस्त रहना, पतला दस्त, गोबर में अपाच्य भेाजन पदार्थ का होना, गोबर में श्लेष्मा का होना, दाँत का कटकटाना, मन्द पेट दर्द, दूध उत्पादन में कमी, जलाभाव, अधिक जल पीना, मूत्र की मात्रा में कमी आदि प्रमुख लक्षण है।

उपचार

1. पशु को नियमित एवं सुपाच्य आहार दें।
2. चारा दाना में एकाएक परिवर्तन न करें।
3. पशु को पाचकी दें।
4. कृमिनाशक दवा का सेवन करायें।
5. बी काम्पलेक्स विद लीवर इक्सट्रेक्स की सूई 10 मि.ली. माँसपेशी में 5 दिनों तक दें।

6. न्यूरोकाइन्ड प्लस, ट्राइरेडीसॉल एच–1000 में से कोई एक 10 मि.ली. प्रतिदिन माँसपेशी में 7 दिनों तक दें।
7. कमजोर पशु को रिन्टोज या इन्टालाईट 1 लीटर शिरा मार्ग से दें।

10. पेट दर्द या जठर सूजन

अमाशय के श्लैष्मिक झिल्ली के सूजन को जठर सूजन या पेट दर्द कहा जाता है। निम्न में से एक या अनेक कारण एक साथ हो सकते हैं।

कारण

1. आहार अधिक खाना।
2. तीखे और जहरीले घास खाना।
3. कवकयुक्त आहार खाना।
4. विष अन्तःग्रहण से।
5. उत्तेजक रासायनिक पदार्थ जैसे कार्बन ट्रेटाक्लोराइड, शीशा, संखिया आदि खाने से।
6. विशेष रोग जैसे पोकनी, गलघोंटू आदि।
7. परजीवी जैसे हीमोन्कस या ऑस्टेरेजीया के संक्रमण से।

लक्षण

1. तीव्र रूप

पेट में वेदना के कारण पशु बेचैन हो उठता है। वह चारा पानी एवं जुगाली बंद कर देता है। पशु बार–बार उठता–बैठता है। पशु पिछला पैर सरकाता है, पेट की ओर पैर मारता है तथा पीठ को मरोड़ कर खींचता है। कब्ज या अतिसार हो सकता है। अतिसार रक्त मिश्रित होता है। साधारणतः ज्वर नहीं होता है लेकिन विशेष रोग होने पर तीव्र ज्वर होता है।

2. दीर्घकालिक रूप

यह अवस्था परजीवी संक्रमित रोग में होता है। पशु को पतला एवं दुर्गन्ध दस्त आता है। पशु धीरे–धीरे दुर्बल तथा शक्तिहीन हो जाता है।

चिकित्सा

1. सर्वप्रथम रोग का कारण ज्ञात कर, कारण को नष्ट करने की चिकित्सा करनी चाहिए।
2. दर्द नाशक वेरालगन या रिडालपीन 20–30 मि.ली. माँसपेशी में देनी चाहिए।
3. कब्ज रहने पर अलसी का तेल 500 मि.ली. पिलाना चाहिए। इसके बाद

   क्लोरोडाइन–10 ग्राम

   मीठा सोडा–25 ग्राम

   मैग्नेशियम कार्बोनेट–5 ग्राम

   सबको मिलाकर शक्कर के साथ दिन में तीन बार दें।
4. जलाभाव के हालत में रिन्टोज या इलेक्ट्रोलाइट 1 ली. शिरा मार्ग से देना चाहिए।

11. आन्त्र शोथ

यह आँत के श्लेष्मिक झिल्ली के सूजन का रोग है। इसमें पशु को दस्त एवं पेचिस होता है। दस्त का अभिप्राय पतला गोबर है जबकि पेचिस में पतला गोबर के साथ श्लेष्मा तथा रक्त भी आता है। इसमें पेट में हल्का दर्द, सुस्तीपन, कम खाना, चारा हजम न होना, जलाभाव एवं रक्ताल्पता होती है।

कारण

निम्न में से एक या अनेक कारण हो सकते हैं –

1. ठंड लगने से या ठंडा या पाला लगा हारा चारा खाने से।
2. उत्तेजक घास या उत्तेजक चारा खाने से।
3. रासायनिक पदार्थ जैसे शीशा, संखिया या कार्बन टेट्राक्लोराइड के अंतः ग्रहण से।
4. विशिष्ट जीवाणु रोग होने पर जैसे गलघोंटू, जहरवात, जोन्स रोग सालमोनेलोसिस या ई. कोलाई संक्रमण आदि।
5. विशिष्ट विषाणु रोग होने पर जैसे पोकनी, मुँहपका–खुरपका आदि।
6. परजीवी एवं प्रोटोजोआ के संक्मण से जैसे हिमोन्कस, ओस्टरेजिया, एसकेरिस, कॉकसिडिया आदि।

लक्षण

दस्त एवं अतिसार रहता है। रूक–रूक कर लगातार दर्द रहता है, ज्वर रह सकता है। गंभीर हालत में जलाभाव हो जाता है। आँखें धस जाती हैं। पशु अत्यंत दुर्बल हो जाता है एवं चिकित्सा के अभाव में मृत्यु हो जाती है।

चिकित्सा

जीवाणु, विषाणु परजीवी एवं प्रोटोजोआ के संक्रमण होने पर उन रोगों की चिकित्सा करनी चाहिए।

दस्त रोकने के लिये मरकोजील LM–2 बोलस सुबह–शाम 3 दिनों तक या डाइरॉक पाउडर 50 ग्राम सुबह–शाम 3 दिनों तक दिया जाता है। जलाभाव के स्थिति में इन्टालाईट या रिन्टोज 1 ली. शिरा मार्ग से देना चाहिए। बी कॉम्पलेक्स विद लीभर इक्सट्रेक्ट 10 मि.ली. माँसपेशी से देना चाहिए। जीवाणु एवं प्रोटोजोआ के संक्रमण में ओफलोकाइन्ड OZ, सीफ्लॉक्स–TZ, सीप्रो–TZ में से कोई एक 1–2 बोलस सुबह–शाम 3 दिन देना चाहिए। इन दवाओं का रूमेन में फायदेमंद प्रोटोजोआ पर प्रतिकूल असर है इसलिये इसके साथ एड फीड या सुरूची बोलस–2 बोलस सुबह–शाम तीन दिन देना चाहिए। दर्द एवं ज्वर रहने पर मेलोनेक्स प्लस 20 मि.ली. माँसपेशी में देना चाहिए।

12. दस्त

पशु को बार–बार पतला गोबर होता है। इसमें पशु अधिक दुर्बल हो जाता है तथा जलाभाव हो जाता है।

कारण

1. दूषित आहार ग्रहण करना।
2. विषैला पदार्थ जैसे संखिया खाने से।
3. परजीवी जैसे कॉक्सिडिया, ओस्टरेजिया, हिमोन्कस संक्रमण से।
4. जीवाणु रोग जैसे गलघोंटू, जोंस रोग।
5. विषाणु रोग जैसे पोकनी में।

लक्षण

1. पानी सदृश्य बार–बार पतला दस्त।
2. पशु अधिक पानी पीता है।
3. मूत्र त्याग कम करता है।
4. पशु दुर्बल एवं शक्तिहीन हो जाता है।
5. दुधारू पशु का दूध कम हो जाता है।
6. जीवाणु या विषाणु संक्रमण रहने पर ज्वर रहता है।
7. आँखें धस जाती है।
8. जलाभाव हो जाता है।

चिकित्सा

साधारण दस्त में अलसी का तेल 500 मि.ली. पिलाकर इसके बाद –

खडिया–25 ग्राम

केवलीन–25 ग्राम

सोंठ चूर्ण–10 ग्राम

सबको मिलाकर चावल के माड़ के साथ दिन में दो बार देना चाहिए या डायरॉक, नेवलोन, असपुल, डायरोनेक्स में से कोई 50 ग्राम दिन में दो बार 3 दिनों तक दें। परजीवी, जीवाणु या विषाणु रोग होने पर उसका उपचार करना चाहिए। जलाभाव में डेक्सट्रोज 25 प्रतिशत 1 लीटर शिरा मार्ग से देना चाहिए।

13. पेचिस

पतला गोबर के साथ श्लेष्मा तथा रक्त आना पेचिस कहलाता है। गोबर त्याग करते समय मरोड़ होता है। पशु को ज्वर भी रहता है।

कारण

इसका प्रमुख कारण कॉक्सीडिया, जीवाणु जनित रोग जैसे गलघोंटू तथा एन्थ्रेक्स, विषाणु जनित रोग जैसे पोकनी आदि है।

लक्षण

गोबर पतला रक्त एवं श्लेष्मा मिश्रित लसदार, गोबर त्यागते समय मरोड़, पशु खाना–पीना, जुगाली बंद कर देता है एवं ज्वर के कारण सुस्त हो जाता है। धीरे–धीरे पशु दुर्बल एवं शक्तिहीन हो जाता है तथा जलाभाव एवं रक्तहीनता का शिकार हो ज़ाता है।

चिकित्सा

कारण ज्ञात कर उस रोग की चिकित्सा करनी चाहिए।

14. कब्ज

पशु को कष्ट के साथ लम्बे अंतराल पर शुष्क, कड़ा एवं लसदार गोबर होना कब्ज कहलाता है। इसमें गोबर त्याग करने में पशु को कष्ट होता है पशु खाने–पीने में रूचि नहीं लेता है एवं सुस्त रहता है।

कारण

निम्न से एक या कई कारण एक साथ हो सकते हैं–

1. स्थूल एवं रेशेदार आहार का अभाव।
2. वृद्ध पशुओं में माँसपेशी की अति दुर्बलता।
3. दीर्घकालीन जलाभाव।
4. बड़ी आँत का आंशिक अवरोध।
5. गुदा वेदना।
6. जस्ता का दीर्घकालीन विष।
7. गर्भावस्था के अंतसमय में।
8. शर्करा एवं कैल्शियम का अभाव।
9. मल अवरोधक औषधि जैसे कषाय (एस्ट्रीजेन्ट), अफीम, सल्फा ड्रग्स आदि।

लक्षण

कड़ा, शुष्क, श्लेष्मायुक्त दुर्गन्ध भरा गोबर लम्बे अंतराल पर त्यागना/गोबर त्यागने में कष्ट होता है। खराब स्थिति में पशु के साँस में दुर्गन्ध आता है। पशु चारा पानी में रूचि नहीं लेता है।

चिकित्सा

हाथ में अलसी का तेल लगाकर गुदा मार्ग में हाथ डालकर गोबर निकालना चाहिए। इसके बाद गुनगुने पानी का एनीमा देना चाहिए। तत्पश्चात् निम्न में से कोई अरेचक दिया जा सकता है।

1. तारपीन का तेल 30 मि.ली. एवं अलसी का तेल 500 मि.ली. मिलाकर पिलायें।
2. मैगसल्फ 250 ग्राम, नमक 250 ग्राम, सोंठ 30 ग्राम, कुचला–3 ग्राम सभी को मिलाकर दिन में दो बार देना चाहिए।
3. मैगसल्फ 300 ग्राम, मुसब्बर 30 ग्राम, सल्फर 30 ग्राम मिलाकर एक मात्रा गुड़ के साथ दें।

सूचना

मुसब्बर का प्रयोग गर्भावस्था, दुग्धावस्था, उच्च ज्वर, जनन मूत्र तंत्र के शोथयुक्त विकार आदि अवस्था में नहीं करनी चाहिए।

इसके अलावा इन्टालाइट या रिन्टोज 1 ली. शिरा मार्ग से देना चाहिए।

15. आँत में अवरोध

आँत के मार्ग में किसी प्रकार की रूकावट को आँत में अवरोध कहा जाता है। इससे मल निष्कासन अवरूद्ध हो जाता है।

कारण

1. परजीवी जैसे एस्केरिस (जोंकी) का संक्रमण।
2. कसा हुआ आहार पिंड।
3. हर्निया फाँस।
4. आँत का उलटना।
5. आँत का ऐंठना।
6. आँत का आर्वूद।
7. रक्त वाहनियाँ एवं स्नायुओं पर दबाव।
8. आँत में बाह्य पदार्थ का अटकना।
9. आँत का गतिहीन होना।

लक्षण

1. पशु खाना पीना एवं जुगाली बंद कर सुस्त हो जाता है।
2. पेट में वेदना होती है।
3. जलाभाव एवं रक्त विष हो जाता है।

चिकित्सा

कसा हुआ आहार पिंड रहने पर अलसी का तेल या लिक्विड पाराफीन 500 मि.ली. पिलायें, परजीवी के स्थिति में कृमि नाशक दवा दें। अन्य कारण में शल्यक्रिया अपनायी जा सकती है।

16. आँत का ऐंठन

जब आँत का एक भाग आँत के दूसरे भाग पर घूमकर ऐंठ जाता है तब इसे आँत का ऐंठन कहते हैं। इसमें प्रायः क्षुद्रांत और वृहदंत्र प्रभावित होता है। यह गाय भैंस में कम होता है।

कारण

1. तीव्र गति से गिरना, कूदना एवं फलाँगना।
2. ढालू स्थान पर लोटना।
3. अनियंत्रित आँत गति।

लक्षण

रोग एकाएक प्रारम्भ होता है जिसमें लगातार उदर वेदना होती है। पशु खड़ा रहने पर पैर से जमीन खुरचता है। पशु पेट की ओर देखता है एवं पैर मारता है आँखें लाल, श्वास लेना कष्टकारी, अफरा, खाने–पीने में अनिच्छा आदि प्रमुख लक्षण हैं।

चिकित्सा

इसमें अरेचक देना हानिकारक है। केवल शल्य चिकित्सा के द्वारा उपचार सम्भव है।

17. अन्त्रान्त प्रवेश या इन्टुससेप्सन

इस रोग में आँत का एक भाग दूसरे भाग में प्रवेश कर जाता है। यह रोग छोटी आँत में होता है। गाय–भैंस में यह रोग कम होता है।

कारण

1. उत्तेजक आहार के कारण आँत गति में वृद्धि।
2. तीव्र रेचक के कारण।
3. उग्र उदरीय सिकुड़न के कारण।
4. आँत का एक भाग आँत के दूसरे भाग में प्रवेश करना।

लक्षण

अचानक पेट में दर्द होना। पशु खाना पीना कम कर बेचैन हो जाता है, गोबर त्यागने में कष्ट होता है तथा गोबर रक्त मिश्रित आता है।

उपचार

शल्य चिकित्सा ही मात्र विकल्प है।

18. पाण्डु रोग (जौंडिस)

यह रोग न होकर एक लक्षण है जिसमें शरीर के उत्तक और द्रव पित्त के रंग का अर्थात् पीले रंग का हो जाता है। यह तीन प्रकार का होता है–

1. अवरोधक पाण्डु रोग
2. रूधिर जन्य पाण्डु रोग
3. विषैला पाण्डु रोग

1. अवरोधक पाण्डु रोग

पित्त प्रणाली में यांत्रिक अवरोध जैसे लिभर फ्लूक्स, एस्केरिस, पित्ताशय की पथरी, यकृत की गिल्टी ग्रन्थि, मृत छोटी ग्रन्थि का दबाव, यकृत का ठोस होना आदि है। इसके अलावा पित्त प्रणाली के श्लेष्मा में सूजन से पित्त के बहाव में अवरोध उत्पन्न हो जाता है। कभी–कभी आँत से यकृत ले जाने वाली रक्त शिराओं में उत्पन्न दोष के कारण यकृत में रक्त संचार घट जाता है।

2. रूधिरजन्य पाण्डु रोग

इसमें लाल रक्त कोशिका शीघ्रता से नष्ट होने लगता है। इसके दो प्रमुख कारण हैं–

प्रमुख कारण

क. विष जनित जैसे सर्प विष, पोटाशियम क्लोरेट, क्रिओलिन, नैफ्थोल आदि।

ख. लाल पेशाब (रेड वाटर) – अधिक मात्रा में पित्त बनने लगता है।

3. विषैला पाण्डु रोग

लेड, एण्टीमनी, संखिया, फॉस्फोरस, कार्बन टेट्राक्लोराइड, क्लोरल हाइड्रस आदि विष यकृत में विकृति उत्पन्न करता है जिससे पित्त प्रणाली में अवरोध उत्पन्न हो जाता है।

लक्षण

इस रोग मे आँखों की श्लेष्मा झिल्ली तथा त्वचा पीली पड़ जाती है। पशु चारा कम खाता है। अवरोध एवं विषैला पाण्डु रोग में मूत्र का रंग काला–पीला हो जाता है तथा गोबर स्लेटी रंग का हो जाता है। रूधिरजन्य पाण्डु रोग में मूत्र का रंग लाल चाय की तरह तथा गोबर का रंग अप्रभावित रहता है। पशु में दुर्बलता, निर्बलता एवं रक्ताल्पता आ जाती है।

उपचार

कारण के अनुसार चिकित्सा किया जाता है। इसके अलावा 'बी' कॉम्पलेक्स विथ लिवर इक्सट्रेक्ट देना चाहिए। कुछ पशु में स्वास्थ्य में सुधार होने पर दो सप्ताह में जख्म भर जाता है। रोग की तीव्र अवस्था में निर्जलीकरण एवं पशु शक्तिहीन हो जाता है तथा 5–7 दिनों में मृत्यु हो जाती है। कुछ पशु में रोग अजीर्ण होकर लम्बे समय तक चलता है तथा पशु लम्बे समय बाद स्वस्थ हो जाता है।

चिकित्सा

कोई चिकित्सा उपलब्ध नहीं है। सहायक चिकित्सा लक्षण के आधार पर किया जा सकता है।

❑❑❑

अध्याय 18

श्वसन तंत्र रोग

श्वसन तंत्र में होने वाले प्रमुख रोग निम्न हैं –

1. नाक से खून बहना
2. सर्दी खाँसी
3. न्यूमोनिया
4. हाँफना

1. नाक से खून बहना

परिचय

नासिका गुहा के रक्त वाहिनी के फटने से नाक से खून निकलने लगता है। इसे एपिस्टेक्सीस भी कहते है।

कारण

नाक या चेहरे पर बाहरी आघात, नाक में बाह्य वस्तु जैसे नासिका में किसी नुकीले खंड से चोट, अति ठंडी हवा, गर्म हवा, गंधक आदि या कोई व्याधि जैसे घाव, विशेष रोग जैसे नेजल ग्रैनूलोमा, रिंडरपेस्ट और एन्थ्रेक्स, उच्च रक्त चाप

आदि। नाक के रास्ते में जोंक की उपस्थिति, कॉपर, मरकरी, मरकुराल का विष आदि इसके कारण हो सकते है।

लक्षण

नाक से खून बहना। यह बूँद–बूँद से धार के रूप में दिख सकता है। यदि रक्त एक नासिका से आती है तो यह बाहरी आघात से होने का सूचक है जबकि यदि रक्त दोनों नासिका से आती है तो भीतरी नाक के किसी रक्त वाहिनी के फटने के कारण समझा जाता है।

चिकित्सा

पशु को पूर्ण विश्राम दें तथा पशु के चेहरे पर ठंडा बर्फीला पानी दें। नाक में किसी पतली रबर पाइप से ठंडा पानी डालें पर ध्यान रहे पानी फेफड़ा में नहीं जाये। यदि नाक में जोंक हो तो नमक मिला जल नासिका में डालना चाहिए तथा लम्बी चिमटी से पकड़कर निकाल देना चाहिए। इसके अलावा निम्न औषधि दिया जाता है–

1. क्रोमोस्टेट या स्ट्रेप्टाक्रोम–20 मि.ली. माँसपेशी या शिरा द्वारा।
2. विटामिन K-100 मि.ग्रा. माँसपेशी में दिया जाता है।
3. कैल्शियम बोरोग्लूकोनेट 450 मि.ली. शिरा मार्ग द्वारा धीरे–धीरे दिया जाता है।
4. यदि अधिक रक्त बह चुका हो तो 8–10 मि.ली. प्रति कि.ग्रा. शरीर भार से रक्त शिरा मार्ग से देना चाहिए। दो लीटर तक रक्त चढ़ाया जा सकता है, पहली बार रक्त चढ़ाने के लिये रक्त समूह मिलाने की आवश्यकता नहीं है लेकिन दुबारा रक्त चढ़ाने से पहले रक्त समूह ज्ञात कर समान रक्त समूह का ही रक्त चढ़ाना चाहिए। इसके अलावा विशेष रोग की चिकित्सा रोग के अनुसार करना चाहिए।

2. सर्दी खाँसी

नाक के श्लेष्मिक झिल्ली के तीव्र सूजन को सामान्य सर्दी खाँसी के नाम से जाना जाता है। इसमें पशु को खाँसी होती है तथा नासिका से उजला, हरा पीला श्राव निकलता है।

कारण

उत्तेजक पदार्थ जैसे अति सर्द हवा, धूल, कण, धुँआ, गैस आदि जीवाणु, विषाणु, फफूँद, परजीवी संक्रमण, अचानक मौसम में बदलाव, अंधेरा तथा गंदे गौशाला में निवास, कुपोषण आदि।

लक्षण

नाक से सर्वप्रथम पानी का श्राव निकलता है जो बाद में गाढ़ा उजला, हरा, हरा–पीला हो जाता है। आँखों से पानी बहने लगता है। पशु को खाँसी होती है एवं जीवाणु, विषाणु संक्रमण की स्थिति में ज्वर भी रहता है। नेजल ग्रेनुलोमा की स्थिति में श्वास पथ में अवरोध के कारण साँस लेने से घर्र–घर्र की आवाज आती है। आँख की श्लेष्मा झिल्ली लाल हो जाती है।

उपचार

तारपीन का तेल, युकेलिप्टस तेल या टिंचर वेन्जॉइन में से कोई 30 मि.ली. किसी उथले बर्तन में उबलते पानी में डालकर, उसकी भाप को सूँघाना चाहिए। कारण विशेष की चिकित्सा उसके अनुसार करना चाहिए, जैसे– एलर्जिक होने पर एन्टीहीस्टामिनिक–10 मि.ली. माँसपेशी में 3 दिन। जीवाणु संक्रमण होने पर या जीवाणु संक्रमण रोकने के लिये एन्टीबायोटिक जैसे ऑक्सीटेट्रासाइक्लिन, एम्पिसीलिन एवं क्लोक्सासिलिन मिश्रित में से कोई एक 3 ग्राम प्रतिदिन 3–5 दिनों तक माँसपेशी द्वारा दिया जाना चाहिए। खाँसी रोकने के लिये कैफलोन, कैफ्गो, कैटकफ आदि में से कोई एक 25–30 ग्राम गुड़ के साथ चटनी बनाकर दिन में 2–3 बार देना चाहिए।

सावधानी

सर्दी खाँसी वाले पशु को कोई द्रव बाँस या बोतल से नहीं पिलाना चाहिए।

3. न्यूमोनिया

यह फेफड़े के सूजन का एक रोग है जिसमें नाक से गाढ़ा हल्का भूरा से गाढ़ा पीला श्राव होता है। इसमें पशु को साँस लेने में कठिनाई, खाँसी एवं ज्वर रहता है तथा फेफड़ा ठोस हो जाता है।

कारण

1. अति सर्द हवा, धूल तथा उत्तेजक हवा में साँस लेना।
2. दूषित एवं प्रकाशविहीन गौशाला में रहना।
3. परजीवी का संक्रमण जैसे डिक्टयोकैलस विविपेरस।
4. जीवाणु का संक्रमण जैसे पाश्चुरेला, एवं स्ट्रेप्टोकोकस जीवाणु।
5. विषाणु संक्रमण जैसे पोकनी।
6. गलत तरीके से दवा पिलाने से।
7. वातावरण में एकाएक परिवर्तन से।

रोग लक्षण

1. तीव्र रूप

कंपकपी के साथ उच्च ज्वर (104°–107° फा. तक) कष्टकारी श्वासोछ्वास, तेज श्वास, कफ–खाँसी, नाक बहना, नाक का श्राव कुछ लाल एवं हल्का भूरा होता है। बलगम में रक्त का अंश एवं सांस से दुर्गन्ध आ सकती है।

2. दीर्घकालिक रूप

कंपकपी और ज्वर को छोड़कर अन्य सभी लक्षण अधिक समय तक रहते हैं। नाड़ी अनियमित हो जाती है, साँस लेने में कष्ट होता है तथा साँस लेने से साँय–साँय की आवाज होती है। खाँसी रूक–रूक कर होती है।

न्यूमोनिया के कारकों के अनुसार निम्न लक्षण पाये जाते हैं जो चिकित्सा के लिये महत्वपूर्ण हैं –

1. दोषपूर्ण ढ़ंग से पिलाई गई बाह्य पदार्थ के कारण होने वाली न्यूमोनिया के लक्षण पिलाने के तुरंत बाद खाँसी शुरू हो जाती है, खाँसी के साथ–साथ हाँफना, शरीर का तापक्रम 104^{0}–105^{0} फा., नाड़ी गति तीव्र तथा श्वास कष्ट के साथ, नाक का श्राव गाढ़ा तथा पीवयुक्त, नाक के द्वार प्रविष्ट पर पदार्थ तथा मुँह से फेन भरा तरल श्राव होता है। पशु खाना छोड़ देता है। पशु कम बैठता है तथा जीभ निकालकर साँस लेता है। पशु बार–बार खाँसता है तथा धीरे–धीरे स्वास्थ्य में गिरावट आ जाती है।

2. जीवाणु जन्य न्यूमोनिया –

   नाक से पानी का श्राव, खाँसी, कफ, तेज श्वास, साँस लेने में कठिनाई, नाड़ी की गति बढ़ जाना, अरूची, बाद में नाक का श्राव, गाढ़ा पीला श्राव, चलने–फिरने में अनिच्छा और लेटे रहना एवं क्रमशः स्वास्थ्य में गिरावट।

3. विषाणु जन्य न्यूमोनिया –

   आरम्भ में जलीय पतला श्राव, बाद में गाढ़ा पीला श्राव, शुष्क कष्टकारी खाँसी, उच्च ज्वर 106^0 फा., तेज श्वास, खाना–पीना बन्द, जलाभाव, क्षीणता आदि।

4. कवक जनित न्यूमोनिया –

   हल्की गीली खाँसी, गाढ़ा रक्त मिश्रित श्राव, हरा–पीला बलगम का टुकड़ा खाँसी में निकलना, श्वास गति धीमी, जलाभाव, रक्ताल्पता आदि।

5. परजीवी जन्य न्यूमोनिया –

   खाँसी बलगग के साथ परजीवी या बलगम के टुकड़े, नाक से श्लेष्मायुक्त तरल श्राव, सामान्य तापक्रम, साँस लेने में कठिनाई, अतिसार, जलाभाव, रक्ताल्पता एवं क्रमशः स्वास्थ्य में गिरावट।

उपचार

1. पशु को साफ सुथरे हवादार जगह पर रखें। पशु को सीधी गर्म तथा ठंडी हवा से बचाना चाहिए।
2. तारपीन तेल, युकेलिप्टस तेल या टिंचर बेन्जॉइन–30 मि.ली. किसी उथले बर्तन में उबलते जल में डालकर पशु को सूँघाये।
3. ज्वर नाशक दवा जैसे पारासीटामॉल, नोवालजिन, मेलोक्सीकाम–30 मि.ली. माँसपेशी में देना चाहिए।

कफ निकालने के लिये कैफलोन, कैटकफ इक्सपेक्टोरेंट, कैफ्गो मे से कोई एक 25–30 ग्राम गुड़ में मिलाकर चटनी की तरह, दिन में 2–3 बार, 5 दिनों तक दें। जीवाणु या विषाणु जनित न्यूमोनिया में कोई एन्टीवायोटिक जैसे एम्पीसीलीन, ऑक्सीटेट्रासाइक्लीन, सेफट्रीयाजोन 3 ग्राम प्रतिदिन माँसपेशी में 5 दिन देना चाहिए।

परजीवी न्यूमोनिया में फेवेन्डाजोल, आइवरमेक्टिन, लेभामिसोल में से कोई एक औषधि दी जा सकती है।

कवक जनित न्यूमोनिया में ग्रेसीओफ्लेभिन या निस्टेटिन का प्रयोग करना चाहिए।

4. हाँफना या पैंटिग

परिचय

यह पशुओं की ऐसी स्थिति है जिसमें पशु जल्दी–जल्दी साँस लेता है, पशु ठंडे स्थानों पर या जाड़े के मौसम में भी हाँफता रहता है, शरीर का तापक्रम वातारण का तापक्रम बदलने पर बढ़ जाता है।

कारण

यह बीमारी प्रायः विषाणु रोगों का रोगफल (सीक्वेल) है जैसे– खुरपका–मुँहपका, पोकनी के रोगफल में हाँफना देखा जाता है।

लक्षण

1. पशु हाँफता रहता है।
2. श्वास तेजी से लेता है जिससे सारा शरीर हिलता रहता है।
3. श्वास लेने में कष्ट होता है।
4. पशु की भूख कम हो जाती है तथा पशु कम खाता पीता है।
5. पशु सुस्त एवं कमजोर हो जाता है।

चिकित्सा

1. पशु को पोटेशियम आयोडाइड 4–6 ग्राम गुड़ के साथ एक सप्ताह तक।
2. मिल्क आयोडीन इन्जेक्शन 10 मि.ली. माँसपेशी में, 7 दिनों तक या होस्टाकॉर्टिन H–10 मि.ली. क्रमशः घटती मात्रा में, 5 दिनों तक।
3. टोनोफॉस्फेन–10 मि.ली. माँसपेशी में, तीन दिनों तक।
4. प्रीपेलीन फोर्ट (विटामिन ए) 2 मि.ली. माँसपेशी में।
5. एड फीड–2 बोलस सुबह–शाम 5 दिनों तक।

❑❑❑

अध्याय 19

रक्त संचालन तंत्र रोग

इसमें होने वाले पशुओं का मुख्य रोग निम्न हैं :

1. ट्रोमैटिक पेरीकारडायटीस
2. रक्तहीनता

1. ट्रोमैटिक पेरीकारडायटीस

परिचय

यह पशु के पेरीकारडीयम में आघात से होने वाला सूजन है जिससे पशु में पाचन संबंधी विकार आरम्भ हो जाता है। ये वैसे पशु में अधिक होता है जो घूम–घूम कर चरते हैं तथा घास के साथ बिखरे धातु के तार, कील, काँच और लोहे के टुकड़े, सूई या अन्य नुकीली वस्तु निगल जाते हैं। दूसरी तरफ जिन पशुओं को खिलाने का कार्य महिला करती हैं और उनकी चूड़ी दैनिक कार्य में टूटकर नाद में गिरकर आहार में मिल जाती है तथा चारा के साथ पशु द्वारा निगल लिया जाता है।

कारण

बाह्य नुकीली बस्तु जैसे चूड़ी, सूई, कील, धातु का टुकड़ा, तार आदि पशु द्वारा निगले जाने पर प्रायः यह अमाशय की पहली कोठरी में बिना नुकसान पहुँचाये पड़ा रहता है, लेकिन कभी--कभी यह अमाशय की दूसरी कोठरी में पहुँच जाता है तथा पेशियों के संकुचन से दूसरी कोठरी से पेरीटोनियल तथा डायफ्राम को छेद कर पेरीकार्डियम को आघात करता है। इसके आघात से पेरीकार्डियम में जख्म तथा सूजन हो जाती है। कभी--कभी यह अवांछित वस्तु ह्रदय की ओर न जाकर दूसरी तरफ जाकर छाती की दीवाल को छेद कर घाव बना देती है। इस स्थिति में रोग की भयावहता कम हो जाती है। छाती के इस तरह के घाव से अवांछित वस्तु मिलती है।

रोगफल

ट्रोमैटिक पेरीकार्डायटिस में पशु का बच पाना असम्भव होता है।

लक्षण

पशु थोड़ा--थोड़ा खाता है या खाना बिल्कुल बन्द कर देता है। पशु अधिकतर खड़ा रहता है, चलना नहीं चाहता, खास कर ढाल पर पशु नहीं उतरना चाहता है, जबकि चढ़ाई पर आसानी से चढ़ जाता है। जुगुलर शिरायें काफी स्पष्ट दिखती है। अगले बायें पैर में खिंचावट रहती है। पशु को ज्वर भी हो सकता है। साँस लेने में कष्ट होता है एवं खाँसी आती है। छाती के नीचे अगले दोनों पैरों के बीच आधारवक्ष एवं गलकम्बल में सूजन या शोथ हो जाता है। पशु में कभी कब्ज तो कभी अतिसार हो जाता है। अन्तिम अवस्था में सूजन या शोथ नाभि तक बढ़ जाता है। अधिक दुर्बलता के कारण पशु मर जाता है।

चिकित्सा

इसकी विशिष्ट चिकित्सा उपलब्ध नहीं है तथा चिकित्सा के उपरान्त भी पशु की मुत्यु हो जाती है।

2. रक्तहीनता

यह पशु के रक्त में लाल रक्त कमी या लाल रक्त कण में हीमोग्लोबिन या दोनों की कमी से होने वाला रोग है। इसमें शरीर पीला, निर्बल एवं दुर्बल हो जाता है।

कारण

1. हीमोग्लोबिन निर्माण करने वाले कारकों का दोषपूर्ण अवशोषण और आत्मीकरण।
2. विष जैसे सीसा, संखिया, पारा और परजीवी या रेडियोधर्मी वस्तु जो अस्थि–मज्जा के कार्यों को कम करता है जिससे लाल रक्त कोशिका का निर्माण कम होता है।
3. अत्यधिक रक्त का विनाश जैसे बैबेसियोसिस (रेड वाटर रोग) एनाप्लाज्मोसिस, थेलेरियेसिस, सीसा विष आदि।
4. अत्यधिक रक्त श्राव जैसे कट–फट जाना, कृमि संक्रमण।
5. पोषक तत्वों की कमी जैसे विटामिन बी., सी., लौह, कॉपर, कोवाल्ट, मैगनीज आदि।

चिकित्सा

रोग के कारण को ज्ञात कर उसे दूर करने का प्रयास करना चाहिए। आवश्यकता पड़ने पर 8–10 मि.ली. प्रति किलोग्राम शरीर भार से रक्त चढ़ाना चाहिए। औषधि जैसे फेरीटास रक्त वर्धक 1 मि.ली. प्रति 50 किलो ग्राम शरीर भार से माँसपेशी में देना चाहिए।

'बी' कॉमपलेक्स विद लीभर इक्सट्रेक्ट 10 मि.ली. प्रतिदिन माँसपेशी द्वारा देना चाहिए।

❑❑❑

अध्याय 20

मूत्र तंत्र रोग

इस तंत्र में पशु में होने वाली प्रमुख रोग निम्न हैं –

1. पथरी
2. खूनी पेशाब
3. हीमोग्लोबिन्यूरिया

1. पथरी

पथरी मूत्र तंत्र के किसी भाग जैसे गुर्दा का वस्ति प्रदेश, मूत्र वाहिनी, मूत्राशय या मूत्र मार्ग में मूत्र के सामान्य या असामान्य मौलिक अंशों का ठोस रूप में जमाव है। पथरी को बनने में कैल्शियम और मैगनेशियम लवण का विशेष योगदान है, जिससे पेशाब थोड़ी–थोड़ी या बूँद–बूँद या बिल्कुल नहीं होता है। यह उस क्षेत्र में ज्यादा होता है जहाँ का पीने का पानी खारा होता है।

कारण

इस रोग के निम्न कारक प्रमुख हैं–

1. कम पानी पीना और शरीर से अधिक जल निकल जाना।
2. पेशाब में कैल्शियम, मैग्नीशियम, फॉस्फोरस और सीलिका आदि जैसे लवण की अधिकता।

3. पेशाब में रूकावट
4. मूत्र तंत्र में संक्रमण
5. पेशाब के अम्लीयता में वृद्धि
6. मूत्र में कोलोआइड्स एवं साइट्रेट की कमी
7. उच्च इस्ट्रोजेन वाले खाद्य पदार्थ का ग्रहण
8. विटमिन ए की कमी
9. आहार में अनाज की अधिकता
10. कम आयु में बधियाकरण
11. सल्फा दवा अधिक मात्रा में लेना

लक्षण

पेशाब न होना या बूँद–बूँद कष्ट से त्याग होना। पेट में दर्द होना। पशु का खाना पीना छोड़ना, सुस्त हो जाना आदि। यदि मूत्र त्यागना अधिक देर तक रूका रहता है तो ऐसी स्थिति में मुत्राशय फट जाता है तथा पेशाब का विष शरीर में फैल जाता है। शरीर से पेशाब की गन्ध आने लगती है, पशु सामान्य दिखने लगता है लेकिन चन्द दिनों में यूरेमिया से पशु की मृत्यु हो जाती है।

चिकित्सा

शल्य चिकित्सा से पथरी निकालना ही एक मात्र उपाय है।

2. खूनी पेशाब

जब पेशाब में रक्त मिला रहता है तो इसे खूनी पेशाब कहते हैं।

कारण

खूनी पेशाब के कारणों को तीन भागों में बाँटा जा सकता है।

क. प्री–रीनल कारण

वृक्क आघात, सेप्टीसिमिया एवं परप्यूरा हीमोरेजिका, तीव्र ज्वर की अवस्था आदि।

ख. रीनल कारण

तीव्र ग्लोमेरूलोनेफ्राइटिस, रीनल इनफार्कशन, रीनल धमनी का अवरोध, मूत्र वाहिनी का सल्फा ड्रग के प्रतिक्रिया से आघात एवं पायोनेफ्राइटीस आदि।

ग. पोस्ट रीनल कारण

पथरी एवं मुत्राशय की थैली का प्रदाह।

लक्षण

पेशाब के साथ रक्त आता है जिस कारण मूत्र का रंग लाल हो जाता है। एक समान लाल मूत्र गुर्दा से रक्त आने का संकेत है जबकि मूत्रमार्ग में चोट लगने से आरम्भ के मूत्र का रंग लाल तथा बाद में सामान्य रंग का आता है। आघात यदि मूत्राशय अथवा गुर्दा में है तो रक्त पेशाब के बाद आता है।

चिकित्सा

भलीभाँति जाँच कर कारण को दूर करना चाहिये। रक्त श्राव रोकने के लिए हिमोस्टैटिक्स जैसे स्ट्रेप्टोक्रोम्स, क्रोमोस्टेट या स्ट्रेप्टोवीअन–20 मि.ली माँसपेशी में लगाना चाहिए। शीघ्रता से रक्त श्राव रोकने के लिए कैल्शियम बोरोग्लूकोनेट 450 मि.ली. शिरा मार्ग द्वारा धीरे–धीरे दिया जा सकता है।

3. हीमोग्लोबिन्यूरिया

इस रोग में मूत्र में हीमोग्लोबिन आने लगता है जिससे मूत्र का रंग बिना दूध वाली चाय या कॉफी रंग का हो जाता है।

ये पशु के निम्न रोगों में होता है –

1. रेड वाटर
2. सर्रा
3. स्ट्रेपटोकोकल सेप्टीसिमिया
4. पोटाशियम क्लोरेट के विषैले प्रभाव में
5. प्रसव उपरांत हीमोग्लोबिन्यूरिया

लक्षण

पेशाब का रंग हल्का लाल अर्थात् लाल चाय/कॉफी कलर का होता है।

चिकित्सा

प्राथमिक रोग के अनुसार।

❑❑❑

अध्याय 21

तंत्रिका तंत्र रोग

पशुओं में तंत्रिका तंत्र के होने वाले प्रमुख रोग निम्न हैं –

1. लू लगना
2. ठंड लगना
3. आगे के पैर का पक्षाघात

1. लू लगना/हीट स्ट्रोक

पशु जब अत्यधिक ऊष्मा का उत्पादन या अवशोषण कर या ऊष्मा का क्षय कम कर अपने शरीर का तापक्रम अत्यधिक बढ़ा लेता है तो इसे लू लगना कहते हैं। यह रोग प्रायः गर्मी के दिनों में धूप से अधिक गर्मी लगने, गर्मी में अधिक काम करने तथा गर्म जगह में बंद रहने से हो जाता है।

कारण

1. वातावरण का अधिक तापक्रम एवं आद्रता
2. हाइपोथैलेमस का आघात

3. जलाभाव
4. स्ट्रीकनीन एवं डाइनाइट्रोफिनॉल विषाक्तता
5. शान्तिकारक दवा
6. विशिष्ट कवक जनित विषाक्तता जैसे क्लोभीसेप्स परपुरिया, एक्रीमोनियम सोइनोफैलम
7. आयोडिन विषाक्तता आदि।

लक्षण

पशु सुस्त हो जाता है। शरीर का तापक्रम 106^0 फा. से 110^0 फा. हो जाता है। पसीना निकलना बन्द हो जाता है। पैर में दर्द, पशु मुँह खोलकर साँस लेता है, जीभ बाहर निकाले रहता है, आँख की श्लेष्मा झिल्ली लाल हो जाती है। अन्त में व्यग्रता, मूर्च्छा और बेहोसी के बाद शक्तिहीन हो जाता है।

चिकित्सा

1. पशु को छायादार स्थान पर रखें।
2. ताप कम करने के लिए शीतल जल से स्नान करायें। माथे पर बर्फ रखें।
3. पशु को बर्फ मिला जल पिलायें।
4. जलाभाव में पशु को शीतल किया हुआ नॉर्मल स्लाइन या 5 प्रतिशत डेक्सट्रोज–एक लीटर शिरा मार्ग से देना चाहिए।
5. डेक्सामिथासोन–5 मि.ली. माँसपेशी में देना चाहिए।
6. अमोनियम कार्बोनट 10–15 ग्राम गुड़ के साथ पिलावें।

2. ठंड लगनाः कोल्ड स्ट्रोक

पशु अतिशीतल हवा के सम्पर्क में आने से अत्यधिक ऊष्मा क्षय कर देता है, जिसके कारण शरीर का तापक्रम सामान्य से काफी कम हो जाता है, कोल्ड स्ट्रोक या ठंढ लगना कहलाता है। छोटे पशु के लिए यह अधिक खतरनाक होता है।

कारण

1. वातावरण का तामक्रम निम्न होना
2. ठंडी हवा का तेज गति से बहना

3. वर्षा से भींगा पशु ठंडे वातावरण में रहे
4. सूर्य बादल से अच्छादित हो
5. कुपोषण
6. अजीर्ण रोग

लक्षण

पशु के शरीर का तापक्रम कम हो जाता है। पशु काँपने या थरथराने लगता है। पशु खाना पीना छोड़कर सुस्त हो जाता है।

चिकित्सा

1. पशु को गर्म वातावरण में रखें।
2. रिन्टोज या इन्टालाइट शिरा मार्ग से दें।
3. डेक्सामिथासोन–5 मि.ली. शिरा मार्ग से दें।

3. आगे के पैर का पक्षाघात

इसमें पशु का एक या दोनों अगला पैर में पक्षाघात हो जाता है जिससे पशु घुटनों या टखना सन्धि पर खड़ा रहता है।

कारण

यह रोग रेडियल नर्भ के क्षतिग्रस्त होने से होता है जो पशु के अचानक गिर जाने से या बहुत देर तक निष्क्रीय पड़े रहने के कारण, गहराई में स्थित घाव या ट्युमर आदि के कारण होता है।

चिकित्सा

1. पीड़ित भाग के अमोनिया लिनीमेन्ट की मालिश करें या तेल गुनगुना कर सेकें।
2. सोडियम एसिड फॉस्फेट की सूई तथा B_1, B_6 एवं B_{12} की सूई दें।

□□□

अध्याय 22

प्रचलन तंत्र रोग

पशुओं में इस तंत्र के निम्न रोग प्रमुख हैं–

1. संधि शोथ या आर्थराईटिस
2. गठिया
3. पिछले अंग का लकवा या पक्षाघात

1. संधि शोथ

यह साइनोवियल झिल्ली तथा संधी सतह का सूजन है जो संक्रमण के कारण होता है। इसमें पशु लंगड़ाकर चलने लगता है तथा संबंधित जोड़ में दर्द, सूजन एवं गर्म रहता है।

कारण

अ. संक्रमण

1. जीवाणुओं का संक्रमण जैसे स्ट्रेप्टोकोकस, स्टेफैलोकोकस, सालमोनेला, एक्टीनोमाइसिज एवं ब्रुसेला आदि।

2. माइकोप्लाजमा, क्लेमाइडिया संक्रमण से।
3. विषाणु संक्रमण जैसे बोभाइन भाइरल डायरिया, अढ़ैया आदि।

ब. संक्रमण के अलावा

1. बाहरी आघात
2. थनैला, गर्भाशय सूजन, डायफ्राम के जख्म, नाभि जख्म, पूँछ जख्म तथा बधिया जख्म से संक्रमण का रक्त इस तंत्र के द्वारा प्रसार से।
3. गलत रचना
4. पैतृक प्रवृति

लक्षण

1. प्रभावित जोड़ों में वेदना
2. संधि मोटा, सूजी हुई एवं गर्म होती है।
3. संधि में सूई चुभाने पर उससे तरल या पीव निकलता है। पीव निकलना संक्रमण का सूचक है। संक्रमण लम्बे समय तक रहने से जोड़ों की हड्डियाँ जुड़कर अकड़ जाती है।
4. पशु लंगड़ाकर चलता है तथा उसकी चाल में परिवर्तन आ जाता है।

चिकित्सा

1. आघात के स्थिति में अमोनिया लिनिमेंट लगाना चाहिए। यदि रोग दीर्घकालिक हो तो रेड आयोडाइड ऑफ मरकरी का मलहम लगाना चाहिए।
2. एन्टीबायोटिक सूई जैसे पेनीसीलीन, टेट्रासायक्लिन, स्ट्रेप्टोमाइसिन, नीओमाइसिन, जेन्टामाइसिन, कानामाइसिन आदि में कोई एक 5–7 दिनों तक देना चाहिए।
3. कार्टीकोस्टोरॉयड दो दिनों तक दिया जा सकता है।
4. दर्द नाशक दवा जैसे फिनाइल ब्यूटाजोन (आर्टीजोन–एस 100 मि.ली. भाएल) 20 मि.ली. माँसपेशी 5–7 दिनों तक देना चाहिए।

2. गठिया

इस रोग में जोड़ों की हड्डियाँ, लिगामेन्टस, टेन्डन, साइनोभियल झिल्ली एवं माँसपेशियाँ प्रभावित होकर पशु को चलने में व्यवधान उत्पन्न करता है। पशु इसमें वेदना का अनुभव करता है तथा लंगड़ाकर चलता है।

कारण

1. जीवाणु विषाणु एवं माइकोप्लाज्मा के संक्रमण।
2. चिरकालीन बदहजमी एवं कब्ज।
3. अत्यधिक ठंढ तथा गर्म एवं नमी वाले वातावरण इसे प्रेरित करता है।
4. आहार में प्रोटीन की अधिकता तथा कैल्शियम का कोशिकाओं में संग्रह होना।

लक्षण

रोग के तीव्र अवस्था में पशु उच्च ज्वर से पीड़ित हो जाता है। नाड़ी तथा श्वास गति बढ़ जाती है। पशु खाना कम कर सुस्त हो जाता है। एक या अधिक जोड़ कड़ा, गर्म, वेदना युक्त एवं सूज जाता है जिसे स्पर्श करने से पशु दर्द महसूस करता है। पशु को चलने में कष्ट होता है। पशु लंगड़ाकर चलता है। पेशाब कम एवं गहरे रंग का होता है।

चिकित्सा

1. एन्टीबायोटिक जो संधी शोथ में चलता है जैसे स्ट्रेप्टोमाइसिन पेनीसिलिन, इनरोफ्लोक्सासीन आदि 5 दिनों तक देना चाहिए।
2. दर्द नाशक जैसे नीओप्रोफेन–100 मि.ली. भाइल, 15 मि.ली. माँसपेशी में 7 दिनों तक।
3. डेक्सामीथासोन–5 मि.ली. माँस में दो दिनों तक।
4. एच.वी. स्ट्राँग–10 शैशे, 1 शैशे सुबह–शाम।

3. पिछले अंग का लकवा या पक्षाघात

पशुओं का पिछला भाग (कमर तथा पैर) संज्ञाविहीन हो जाता है तो पशु खड़ा होने से असमर्थ हो जाता है। इसे पिछला अंग का लकवा या पक्षाघात कहते हैं।

कारण

1. सर्दी–गर्मी के प्रभाव से
2. विटामिन B_1,B_6 तथा B_{12} की कमी
3. विषैला खाद्य पदार्थ
4. स्नायु विकार एवं दुर्बलता से
5. वर्षा के पानी में भींगने से

लक्षण

पशु का पिछला भाग संज्ञाविहीन होने के कारण पशु खड़ा नहीं हो पाता है। पशु खाना छोड़कर निर्बल हो जाता है। पशु जिस करवट से रहता है उस भाग में दवाब के कारण शरीर सड़ने लगता है तथा मक्खी बैठने से घाव में कीड़े पड़ जाते हैं। पशु 1 से 2 सप्ताह में कमजोर होकर रक्त विषाक्तता होने से मर जाता है।

चिकित्सा

1. बी. कॉम्पलेक्स जैसे ट्राइरैडीसोल एच., न्यूरोवियोन, न्यूरोकाइन्ड प्लस.10 से 15 मि.ली. माँस पेशी में, 7–10 दिनों तक।
2. एसीटालार्सन 10 मि.ली. माँसपेशी में 48 घंटे पर, 3–6 सूई।
3. पशु को आरामदेह गरम स्थान पर रखना चाहिए साथ ही 4 घंटे पर करवट बदलते रहना चाहिए।

□□□

अध्याय 23

गर्भावस्था रोग

गर्भावस्था के रोग को मुख्यतः दो भागों में बाँटा गया है।

1. प्रसव पूर्व होने वाला रोग

   क. गर्भपात

   ख. प्रसवारोध

   ग. योनि का बाहर निकलना

2. प्रसव के बाद का रोग

   क. जेर का रूकना

   ख. गर्भाशय सूजन

   ग. योनि और गर्भाशय का बाहर निकलना

   घ. थनैला

   ङ. दूध की कमी

प्रसव के पूर्व के रोग

गर्भपात

गर्भवस्था में समय पूर्व (गाय में 28 सप्ताह तथा भैंस में 31 सप्ताह) दृश्य मृत भ्रूण का गर्भाशय से बाहर आना गर्भपात कहलाता है।

कारण

1. विषाणु संक्रमण
2. जीवाणु संक्रमण
3. परजीवी संक्रमण
4. हॉर्मोन की कमी या अधिकता
5. कुपोषण
6. बाहरी आघात

लक्षण

पशु सबसे पहले बेचैन हो जाता है तथा ब्याने के समस्त लक्षण दिखने लगते है। योनि से दुर्गन्ध युक्त रक्त मिला श्राव आता है फिर अविकसित मृत भ्रूण बाहर आता है।

चिकित्सा

1. जेर रूक जाने एवं तापमान सामान्य रहने पर उसे हाथ से निकाल देना चाहिए। ज्वर रहने की स्थिति में हाथ से न निकालकर ऑक्सीटोसीन 5 मि. ली. 500 मि.ली. डेक्सट्रोज में मिलाकर शिरा मार्ग से चढ़ाना चाहिए।
2. इक्बोलिक औषधि जैसे रीप्लांटा, इक्सापार, यूरोटोन देना चाहिए।
3. जीवाणु, विषाणु तथा परजीवी जनित गर्भपात में द्वितीय संक्रमण से होने वाले जटिलता से बचने के लिए माँसपेशी तथा गर्भाशय में एन्टीबायोटिक दिया जाता है।
4. गर्भपात के बाद अर्थिक दृष्टिकोण से दुग्ध देने वाली पशु को दुग्ध देने की अवधि एवं मात्रा बढ़ाने के लिए निम्न दवायें दी जाती हैं–

   क. कैल्शियम बोरोग्लूकोनेट 150 मि.ली. अधोत्वचीय, लगातार तीन दिनों तक।

ख. बी कॉम्पलेक्स 10 मि.ली. माँसपेशी द्वारा प्रतिदिन तीन दिनों तक देते हैं।

ग. 45–50^0 से. गर्म जल से दिन में दो बार एक माह तक नहलाना चाहिए।

प्रसवारोध

प्रसव के समय जब भ्रूण निकलने में व्यवधान उत्पन्न हो जाये तथा भ्रूण बाहर नहीं निकल पाये तो स्थिति को प्रसवारोध कहते हैं।

कारण

इसके दो प्रमुख कारण है –

1. गर्भाशय बाधायें

   क. वस्ति प्रदेश की रचना दोष

   ख. ग्रीवा या गर्भाशय मुख का अपूर्ण प्रसार

   ग. गर्भाशय एवं उदरीय पेशियों में पर्याप्त संकुचन का अभाव

   घ. गर्भाशय का ऐंठना

   ड. गर्भाशय या योनि मे आर्वुद

   च. भ्रूण की मृत्यु

   छ. चिकनाहट की कमी

2. भ्रूण बाधायें

   क. असामान्य उपस्थिति

   ख. भ्रूण का विकृत रूप

   ग. एक से अधिक भ्रूण

लक्षण

1. पशु व्याकुल दिखता है।
2. पशु बार–बार उठता–बैठता है।
3. प्रसव हेतु बार–बार जोर लगाता है।
4. प्रसव में देरी।
5. बच्चे का कुछ भाग का दिखना या निकलना।

उपचार

सर्वप्रथम हाथ में रोगाणुरोधक लगाकर योनि में हाथ डालकर बच्चे की असामान्य स्थिति होने पर स्थिति को सामान्य करके धीरे–धीरे बच्चे को निकालना चाहिए। यदि हाथ से निकालना सम्भव नहीं हो तो लोहे के हुक तथा रस्सी की मदद से उपस्थिति ठीक कर बच्चे निकालने का प्रयास करना चाहिए।

सारा प्रयास असफल होने पर शल्य क्रिया द्वारा बच्चे को निकलना चाहिए। बच्चे निकालने के बाद –

1. कोई एन्टीबायोटिक गर्भाशय तथा माँसपेशी में देना चाहिए।
2. दर्द नाशक दवा देनी चाहिए।
3. रीनटोज या इन्टालाइट 1 ली. शिरामार्ग से देना चाहिए।
4. गर्भाशय मुख का अपूर्ण प्रसार को फैलाने के लिए एपीडोसीन 10–15 मि.ली. माँस पेशी में लगाना चाहिए।

योनि का बाहर निकलना

कभी–कभी पशुओं में प्रसव से पूर्व योनि बाहर निकल आता है यह प्रायः कमजोर पशु में होता है।

1. पशुओं में व्यायाम का अभाव।
2. आहार में पादप – इस्ट्रोजेन की उपस्थिति।
3. मूत्र थैली, योनि एवं आंत्र प्रदाह, जिससे योनि तथा गर्भाशय में संकुचन होता है।
4. उदरीय गुहा का अधिक फैलाव या अत्यधिक मुक्त पेलभीक वसा के चलते अन्तरा पेल्भिक दवाब का बढ़ना।
5. सिस्टिक अंडाशय रोग।
6. जर के द्वारा इस्ट्रोजन हॉरमोन का श्राव।
7. नांद के पीछे अधिक ढाल।
8. प्रसव उपरांत योनि का गर्भाशय बाहर आने में उपरोक्त कारण के अलावा बच्चा निकालने के लिए अधिक बल का प्रयोग या गर्भाशय नाल का सूखा होना।

लक्षण

योनि बाहर की ओर निकल आती है, जिसका आकार टेनीस बॉल से फुटबॉल के आकार का होता है और लाल दिखाई देता है। पशु उत्तेजित, श्वसन दर एवं नाड़ी गति बढ़ जाती है। पशु खाना पीना छोड़ देता है।

चिकित्सा

1. जाइलोकेन 2 प्रतिशत 8–10 मि.ली. या अमाइल अलकोहल 2–3 मि.ली, एपीड्युरल सूई देकर पशु को संवेदनहीन बना देते है।
2. निकले डुए भाग को पूँछ के मूल की ओर ले जाते हैं जिससे रूका हुआ मूत्र का त्याग हो जाता है।
3. निकले हुए भाग को जीवाणुरोधक से साफ कर लेते है फिर यदि गर्भाशय का योनि फट जाये तो क्रोमीक कैटगट से सिलाई कर दें। फिर निकला भाग का जो हिस्सा योनि के समीप हो उसे पहले प्रविष्ट करें फिर दूर वाला हिस्सा प्रविष्ट करें, तत्पश्चाप रोप ट्रस लगा दें।
4. गर्भाशय तथा माँसपेशी में कोई एन्टीबायोटिक दें। प्रसव पूर्व केवल माँसपेशी में दें।
5. प्रोजेस्टोरोन हॉर्मोन की कमी तथा इस्ट्रोजन की अधिकता की स्थिति में फिक्सो, प्रोजेन्सेफ, प्रोल्यूटोन डिपोट 2–3 मि.ली. माँसपेशी में दें।
6. प्रसव उपरांत वाली स्थिति में ऑक्सीटोसीन 7 मि.ली. माँसपेशी में दें।

प्रसव के बाद के रोग

जेर का रूकना

सामान्यतः प्रसव के 6–8 घंटे के अन्दर जेर को निकल जाना चाहिए। यदि इतने समय में जेर नहीं गिरता है तो इसे जेर का रूकना कहते हैं।

कारण

1. गर्भाशय के संकुचन शक्ति में कमी
2. अनुवांशिक प्रवृति
3. अन्तः श्रावी बाधा
4. गर्भपात
5. शरीरिक दुर्बलता
6. संक्रामक रोग

लक्षण

जेर प्रसव के 6–8 घंटे के अन्दर आंशिक या पूर्णतः नहीं निकलता है। आंशिक निकलने की स्थिति में जेर का कुछ भाग योनि से बाहर लटका रहता है।

चिकित्सा

निम्न स्थिति में जेर को हाथ से नहीं निकालना चाहिए

1. यदि शरीर का तापक्रम गाय में 102^0 फा. तथा भैंस में 101^0 फा. से अधिक हो।
2. जब पशु योनि प्रदाह से ग्रस्त हो।
3. जब कॉटीलीडन से जेर का जुड़ाव कठोर हो अर्थात् औसत एक कोटीलीडन से छुड़ाने में 10 सेकेन्ड से ज्यादा समय लगे।
4. जब अधिक जेर भद्दे ढंग से निकाला गया हो।

निम्न स्थिति में जेर को हाथ पर रोगणुरोधक मलहम लगाकर निकाला जाता है –

1. जब कॉटीलीडन बड़ा–बड़ा हो।
2. जब जेर कॉटीलीडन से आसानी से अलग हो जाये।
3. शरीर का तापक्रम सामान्य हो।

जिसमें हाथ से निकालना सम्भव नहीं हो उसमें –

1. ऑक्सीटोसीन 7 मि.ली., 500 मि.ली. 25 प्रतिशत डेक्स्ट्रोज में मिलाकर शिरा मार्ग से दें।
2. क्लोस्टीनॉल 2 मि.ली. माँसपेशी में दें।

जेर हाथ से निकालने के बाद गर्भाशय को लीनोभा आई. यू या मेट्रोन आइ. यू से धुलाई 5 दिनों तक प्रतिदिन कराना चाहिए।

गर्भाशय सूजन

यह गर्भाशय के सूजन की बीमारी है। इसमें पशु को आरम्भ में ज्वर रहता है लेकिन बाद में शरीर का तापमान सामान्य हो जाता है। इसमें योनि से मैला तथा

पीला श्राव निकलता है। यह प्रायः प्रसव के दौरान संक्रमण से होता है। कभी–कभी कृत्रिम गर्भाधान यंत्र (निर्जमीकरण नहीं रहने पर) से या प्राकृतिक समागम के दौरान संक्रमण से होता है। इसमें पशु को बहुत कष्ट होता है। रक्त विषाक्तता फैलने से मृत्यु हो जाती है।

कारण

1. छूतदार जीवाणु स्ट्रेप्टोकोकस, स्टैफैलोकोकस, कौटनी वैक्टोरिया पायोजेनस माइकोवैक्टेरियम, ट्यूबरकुलोसिस आदि के संक्रमण से।
2. ट्राइकोफीटस परजीवी संक्रमण से।
3. जेर न गिरना
4. हॉरमोन्स की गड़बड़ी
5. गर्भाशय में दूषित हाथ डालने से।
6. प्रसव के बाद सर्विक्स के फैलाव के द्वारा संक्रमण से।
7. संक्रामक गर्भपात के कारण।

लक्षण

योनि का श्राव मैला अथवा पीले रंग का होता है। श्राव में दुर्गन्ध होता है। यह रोग दो रूप में होता है –

1. तीव्र रूप

भग ओष्ठों में दर्दयुक्त सूजन होती है। योनि के श्लेष्मिक झिल्ली सूजकर लाल दिखायी देती है। पशु को आरम्भ में ज्वर रहता है। बाद में तापमान सामान्य हो जाता है। पशु खाना एवं जुगाली कम कर देता है एवं बेचैन रहता है। योनि से मैला रक्त एवं पस युक्त श्राव आता है। पशु थोड़ी–थोड़ी मात्रा में बार–बार मूत्र करता है।

2. दीर्घकालिक रूप

यह रूप तीव्र रूप का रोगफल है। इसमें श्राव लगातार या रूक–रूक कर आता है। पशु का पिछला भाग तथा पूँछ श्राव से भींगा रहता है।

चिकित्सा

1. गर्भाशय की सफाई – हाथ में ग्लव्स पहनकर पशु के योनि में हाथ को कोन बनाकर ले जाते हैं। फिर हाथ को आगे पीछे करके गर्भाशय में उपस्थित मवाद बाहर निकाल लेते हैं। फिर इस कोन की मदद से ठंढा जीवाणुरोधक मिश्रित जल डालकर गर्भाशय को भलीभाँति धोकर सारा घोल बाहर निकाल लेते हैं।
2. गर्भाशय में एन्टीबायोटिक जैसे लीनोभा आइ.यू. या मेटेरोन आइ.यू. या सीप्रो टी.जेड–आइ.यू से एक दिन छोड़कर पाँच दिनों तक सफाई करते है।
3. माँसपेशी द्वारा एन्टीबायोटिक देने से अधिक जल्दी रोग दूर होता है। जैसे टेरामासिन एल.ए., वोलीसाइक्लिन एल.ए.।

थनैला

पशुओं के अयन में सूजन को थनैला कहते हैं। इसमें अयन गर्म, बड़ा, कठोर एवं दर्द युक्त हो जाता है।

रोग का कारण

1. जीवाणु जैसे स्ट्रेप्टोकोकस, स्टेफैलोकोकस, माइकोवैकटेरियम, पास्चुरेला मायकोप्लाज्मा, नोकार्डिया, कोरिनीवैक्टेरियम, क्रिप्टोकोकस, यूवैक्टेरियम, क्लोस्ट्रेडियम एवं फुस्कोबैक्टेरियम आदि।
2. फफूंद जैसे ट्राइकोस्पोरम, एस्परजिलस, पीचीया आदि।
3. यीस्ट जैसे कैन्डीडा, क्रिप्टोकोकस एवं सैक्रोमाइसिज, टोस्लोपसिस आदि।
4. अल्गी जैसे प्रोथिका।
5. लेप्टोस्पाइरा।
6. विषाणु भी कुछ मायने में थनैला का कारक होता है, वैसे यह बहुत कम पशुओं को प्रभावित करता है।

इसके अलावा कुछ साहायक कारक भी होते हैं –

1. अयन तथा थन में चोट।
2. आहार में प्रोटीन एवं एन्टीऑक्सीडेन्ट की कमी।

3. दुध दूहने का गलत ढंग।
4. पशुशाला का कुप्रबन्धन।

लक्षण

इसके तीन रूप मिलते हैं।

1. तीव्र रूप

पशु बैचेन हो जाता है, खाना–पीना कम कर देता है एवं शरीर का तापक्रम सामान्य से अधिक हो जाता है। अयन गर्म, लाल एवं वेदनायुक्त हो जाता है। दूध अचानक काफी कम हो जाता है। दूध पहले कुछ पीलापन लेकर बाद में लाल रंग का हो जाता है। बाद में शरीर का तामक्रम सामान्य हो जाता है तथा अयन कड़ा, ठंढा तथा नीलापन लिये होता है।

2. कम तीव्र अवस्था

इसमें लक्षण धीरे–धीरे प्रकट होते हैं। थन में सूजन कम होती है, लेकिन दुग्ध की मात्रा कम होती है तथा दूध में छिछड़े मिलते हैं। दूध उबालने पर फट जाता है।

3. दीर्घकालीन अवस्था

यह काफी धीरे–धीरे प्रकट होता है तथा इसकी पहचान विलम्ब से होती है। इसमें अयन कड़ा हो जाता है तथा दबाने पर दर्द होता है। दूध में छिछड़े मिलते है एवं देखने से पतला (जलीय) लगता है। पशु का दूध उत्पादन काफी कम हो जाता है।

रोग निदान

1. उपरोक्त लक्षण के आधार पर रोग निदान में कठिनाई नहीं होती है।
2. थनैला जाँच कार्ड के आधार पर – कार्ड पर दूध का एक बूंद डालते हैं तथा कार्ड के रंग बदलने के आधार पर थनैला का निदान किया जा सकता है।
3. 4% पोटेशियम हाइड्रोक्साइड के द्वारा – इसके लिए सफेद थाली में 2 मि. ली. दूध लेकर उसमें 2 मि.ली. 4% पोटेशियम हाइड्रोक्साइड डालते हैं तथा उसे गोल–गोल धीरे–धीरे घुमाते हैं।

   क. यदि दूध तरल बना रहता है – ऋणात्मक

   ख. यदि दूध थक्का बन जाता है – धनात्मक

चिकित्सा

1. मैस्ट्रीलेप मलहम थन पर बाहर से लगाया जाता है।
2. पशु को एन्टीऑक्सीडेन्ट जैसे मैमिडियम 50 ग्राम शक्कर के साथ प्रति दिन पाँच दिनों तक खिलाते हैं।
3. जीवाणु जनित थनैला में थन के अन्दर एन्टीबायोटिक औषधि दिया जा सकता है, जैसे मैमीटेल, पेन्डस्ट्रिन, एम्पीलॉक्स, मैमल आदि।
4. आजकल आधुनिक चिकित्सा में जीवाणु जनित थनैला में रोजीमॉक्स 4.5 ग्राम, इन्टासेफ टैजो–4.5 ग्राम, सेफ्टीभेट 1 ग्राम आदि में से कोई एक माँसपेशी में 24 घंटे पर 3–5 सूई देने से काफी लाभ मिलता है।
5. कवक, यीस्ट एवं एल्गी जनित थनैला में सोडियम आयोडाइड शिरा मार्ग से देते हैं अथवा पोटेशियम आयोडाइड 4–6 ग्राम 7–10 दिन देने से लाभ मिलता है।

एगलेक्सिया या दूध की कमी

पशुओं में नस्ल के अनुरूप निश्चित मात्रा से कम दूध देना या एक ब्याँत से दूसरे ब्याँत में निश्चित मात्रा से कम दूध देना, दूध की कमी कहलाता है।

कारण

स्वास्थ्य से गिरावट, पौष्टिक आहार की कमी, किसी रोग से ग्रसित पशु जैसे थनैला, किसी प्रकार का शोक या भय, अविकसित स्तन ग्रन्थि आदि।

लक्षण

निश्चित मात्रा से कम दुग्ध उत्पादन।

उपचार

पशु रोग ग्रस्त हो तो प्राथमिक रोग का उपचार करना चाहिए।

इसके अलावा

1. पौष्टिक आहार।

2. खनिज लवण जैसे एग्रीमीन, सी.आर.एस, न्यूट्रीफीड डी.एस, मिल्कमिन आदि 30 ग्राम प्रतिदिन देना चाहिए। उपरोक्त पूरक आहार 1 कि.ग्रा. के पैक में आता है।
3. बायपास फैट, बायपास प्रोटीन युक्त आहार जैसे न्यूट्रीसैक पावर पैक, हाईलैक आदि 100 ग्राम सुबह–शाम देना चाहिए।
4. इसके लिए आयुर्वेदिक औषधि जैसे लेप्टाडिन–10 टिकिया सुबह–शाम 10 दिन, फिर 5–5 टिकिया सुबह–शाम 10 दिनों तक खिलायें या गैलॉग, टोनोमिल्क, मिल्कटोन आदि 50 ग्राम प्रतिदिन 10 दिनों तक खिलायें।
5. कैल्शियम की कमी को पूरा करने के लिए कैप्सोला या मिल्कटोन की सूई 15 मि.ली. प्रतिदिन माँसपेशी में देना चाहिए।

❏❏❏

अध्याय 24

प्रजनन तंत्र रोग

बांझपन मुख्यतः दो प्रकार का होता है –

1. स्थायी बांझपन
2. अस्थायी बांझपन

1. स्थायी बांझपन

इसमें पशु में बच्चे पैदा करने की क्षमता होती ही नहीं है या स्थायी रूप से नष्ट हो जाती है।

कारण

1. जन्म से विकृत जैसे गर्भाशय और योनि का अविकसित या न होना, अविकसित अण्डाशय, अण्डज का न उपजना, मादा के वास्तिप्रदेश का निमार्ण दोष एवं आघात दोष, पशु के कमर एवं पीठ पर भारी आघात के फलस्वरूप सम्भोग में असमर्थता।
2. उत्पत्ति विषयक कारक – क्लोज ब्रीडिंग और वर्ण संकरण से उत्पन्न बच्चे स्थायी बांझ होते हैं।

लक्षण

1. पशु मद में नहीं आती है।
2. पशु गर्भधारण नहीं करती है।

चिकित्सा

स्थायी बाँझपन का कोई चिकित्सा उपलब्ध नहीं है।

2. अस्थायी बाँझपन

इसमें पशु कुछ समय के लिए बच्चे पैदा करने की स्थिति में नहीं होता है। चिकित्सकीय दृष्टिकोण से इसे दो रोगों में वर्णन किया जा रहा है।

(i) पशु के मद में नहीं आना

(ii) पशु का बार–बार मद में आना

(i) पशु के मद में नहीं आना

इसमें पशु मद में नहीं आती है तथा पशुपालक इसे गाभिन पशु मान बैठता है जिससे पशु पालक को काफी आर्थिक हानि उठाना पड़ती है। इसमें पशु के अण्डाशय का परीक्षण करना चाहिए,

(i) यदि अण्डाशय पर कॉरपस ल्यूटियम लगा रहता है तो पशु निम्न रोग से ग्रसित हो सकता है –

क. पायोमेट्रा

ख. मुमीफाइड फीटस

ग. मैसरेटेड फीटस

घ. क्षीण मद/अनदेखा मद

ड. म्यूकोमेट्रा या हाइड्रोमेट्रा

क. पायोमेट्रा

यह गर्भाशय सूजन का दीर्घकालिक रूप है।

चिकित्सा

यदि गर्भाशय नहीं खुला हो तो ल्यूटालाईज 10 मि.ली.या क्लोस्टीनॉल/वेट मेट–2 मि.ली. इनमें से कोई एक माँसपेशी में देते हैं। तीसरे दिन गर्भाशय खुलने

की जाँच करते हैं। गर्भाशय खुलने पर मवाद बाहर निकाल देते हैं, फिर गर्भाशय में ठण्डा जीवाणुरोधक मिश्रित जल डालकर गर्भाशय को भलीभाँति धोकर सारा घोल बाहर निकाल लेते हैं।

गर्भाशय में एन्टीबायोटिक जैसे लिनोवा आइ.यू या मेट्रॉन आइ.यू से एक दिन छोड़कर एक दिन पाँच बार सफाई करते हैं।

माँसपेशी द्वारा सेफ्टीवेट 1 ग्राम तीन दिनों तक देने से रोग जल्दी दूर होता है। यदि गर्भाशय नहीं खुलता है तो हर तीसरे दिन पर प्रोगानोन 250 मि. ग्रा. लगाते हैं तथा गर्भाशय खुलने पर उपरोक्त चिकित्सा करते हैं।

ख. मुमीफाइड फीटस/मेसरेटेड फीटस

गर्भाशय परीक्षण में यदि बच्चा मर कर सूखा हुआ महसूस होता है तो इसे मुमीफायड फीटस कहते हैं।

ग. मैसेरेटेड फीटस

यदि बच्चा मर कर सड़ गल जाता है तथा परीक्षण में केवल हड्डी ही महसूस होता है तो इसे मैसरेटेड फीटस कहते हैं।

लक्षण

गर्भकाल से अधिक दिनों से पशु गाभिन रहता है।

चिकित्सा

मुमिफाइड फीटस एवं मेसरेटेड फीटस दोनों की चिकित्सा एक जैसी है।

1. क्लोस्टीनॉल या भेटमेट (2 मि.ली.) माँसपेशी में लगाते हैं।
2. तीसरे दिन गर्भाशय खुलने की जाँच करते हैं। खुले रहने पर ऑक्सीटोसिन 5 मि.ली. माँसपेशी में देते हैं। ऑक्सीटोसिन मैसरेटेड फीटस में नहीं देते हैं। कैल्सियम बोरो ग्लूकोनेट शिरा से देने पर फीटस बाहर आ जाता है। यदि गर्भाशय नहीं खुलता है तो हर तीसरे दिन पर प्रोगेनोन 250 मि.ग्रा. लगाते हैं तथा गर्भाशय खुलने पर उपरोक्त चिकित्सा करते हैं।

घ. क्षीण मद/अनदेखा मद

पशु में मद के लक्षण कम दिखते हैं जिसे क्षीण मद कहते हैं। क्षीण मद भैसवंश में अधिक देखा जाता है। कभी–कभी पशु रात्रि में मद में आता है और पशु पालक को नहीं पता चलता है जिसे अनदेखा मद कहा जाता है।

चिकित्सा

1. 1 कि.ग्रा. रातिब प्रतिदिन पशु को निर्वाहन एवं उत्पादक आवश्यकता से अधिक एक माह तक खिलाने की सलाह दी जाती है।
2. 1 कि.ग्रा. अंकुरित चना (पीसकर एवं उबालकर नमक के साथ) खिलाना चाहिए।
3. परिस्कृत प्रोस्टाग्लेन्डीन जैसे भेटमेट या क्लॉस्टीनॉल 2 मि.ली. सक्रीय कॉरपस ल्युटीयम लगे रहने पर देते हैं।
4. कॉरपस ल्युटीयम यदि रीग्रेस हो रहा हो तो 20 मि.ली. लूगोल्स घोल 1% गर्भाशय में देते हैं।

   एक बार पशु मद में आ जाता है तो दवा बन्द कर देते हैं।

ङ. म्यूकोमेट्रा या हाइड्रोमेट्रा

यह गाय–भैंस वंश में कभी–कभी देखने को मिलता है। इसमें गर्भाशय में जल जमा हो जाता है। अण्डाशय पर 1 से 1.5 सें.मी. का कॉरपस ल्यूटियम पाया जाता है। सिस्टिक ओभरी एवं मेट्राइटिस की तरह चिकित्सा की जाती है जिसका उल्लेख आगे किया जायेगा। चिकित्सा से सफलता कम ही मिलती है।

(ii) यदि अण्डाशय पर कौरपस ल्युटियम नहीं लगा मिला है तो निम्न रोग हो सकता है –

अ. कुपोषण

ब. सिस्टिक ओभरी

स. फ्रीमर्टिीज्म

द. हारमोन्स का असंतुलन

कुपोषण

पशु में पौष्टिक आहार की कमी के कारण प्रजनन अंगों के विकास एवं उनके कार्यों में व्यवधान उत्पन्न होता है। पशुओं के आहार में निम्न पौष्टिक कारक के अभाव में अस्थायी बांझपन उत्पन्न हो जाता है –

1. प्रोटीन
2. कार्बोहाइड्रेट
3. फास्फोरस्स, कॉपर, कोबाल्ट, जस्ता, सेलेनियम, आयोडीन, खनिज लवण।
4. विटामिन A, E, D_3 आदि।

चिकित्सा

1. पशु को 1 कि.ग्रा. रातिब निर्वाहन एवं उत्पादन आवश्यकता से अधिक प्रतिदिन खिलाना चाहिए।
2. खनिज लवण 30 ग्रा. प्रतिदिन, 30 ग्रा. नमक के साथ खिलाना चाहिए।
3. टोनोफॉस्फेन, टोनोरिसीन, सोडैफ में से कोई एक 10 मि.ली. प्रतिदिन 6 दिन तक देना चाहिए।
4. भीटाहेड, बीटाडेक्स 5 मि.ली. माँसपेशी में 6 दिनों तक देना चाहिए।

सिस्टिक ओभरी

लूटियल सिस्ट रहने की स्थिति में पशु मद में नहीं आता है।

चिकित्सा

भेटमेट या क्लॉस्टीनॉल 2 मि.ली. पॉसपेशी में देते हैं या

ल्युटालाइज 10 मि.ली. माँसपेशी में देते हैं।

फ्रीमार्टीज्म

जब नर एवं मादा जुड़वा जन्म लेता है या नर एवं मादा आरम्भ में 45 दिनों तक गर्भाशय में साथ रहता है तथा नर भ्रूण की मृत्यु किसी कारण गर्भाशय से हो जाता है तो इन परिस्थतियों में जन्म लेने वाला मादा बच्चा (92 प्रतिशत) पूर्ण बांझ होती है। इसे फ्रिमाटीज्म कहते हैं।

निदान

जन्म से एक सप्ताह के बच्चे में 1 से.मी. व्यास का टेस्ट ट्यूब का बन्द शिरा योनि में डालते हैं, यदि यह देशी नस्ल में 6–7 से.मी. तथा शंकर नस्ल या विदेशी नस्ल में 8 से.मी. से अधिक नहीं जाता है तो फ्रिर्माटीन है।

चिकित्सा

उपलब्ध नहीं है।

हारमोन्स का असंतुलन

पशुओं में व्यवहारिक तौर पर हारमोन्स की मात्रा ज्ञात कर चिकित्सा करना कठिन है तथा अन्तःश्रावी ग्रन्थियों में घनिष्ट सम्बन्ध है अतः थोड़ी सी असावधानी

से जटिल समस्या उत्पन्न हो जाती है, साथ ही हारमोन्स संबंधी असंतुलन उत्पत्ति सम्बन्धी विकार है। परीक्षण में पाया गया है कि हारमोन्स के प्रयोग से गर्भाशय पर बुरा प्रभाव पड़ता है तथा विकृत सन्तान उत्पन्न होता है। अतः इसका प्रयोग कुशल चिकित्सक की देख रेख में करना चाहिए।

लक्षण

1. पशु स्वस्थ हृस्ट–पुष्ट दिखने के बाद भी मद मे न आये।
2. पशु का अन्य सभी चिकित्सा करने पर भी मद मे नहीं आये।

चिकित्सा

रिसेप्टल 10 मि.ली. का भायल बाजार में उपलब्ध है। 5 मि.ली. माँसपेशी में प्रथम दिन देते हैं फिर मद में आने पर कृत्रिम गर्भाधान या प्राकृतिक समागम के बाद 5 मि.ली. माँसपेशी में देते हैं।

(ii) पशु का बार–बार मद में आना

पशुओं में बार–बार मद में आना मुख्यतः निम्न कारणों से होता है–

1. योनि ग्रीवा एवं गर्भाशय शोथ।
2. आरंभिक भ्रूण मृत्यु (16 दिनों के अन्दर)
3. प्रोजेस्ट्रोन की कमी के कारण
4. फॉलीकुलर सिस्ट
5. कुपोषण

योनि ग्रीवा एवं गर्भाशय शोथ

लक्षण

स्पेकुलम से देखने पर योनि में शोथ दिखता है। पशु बार–बार मूत्र त्याग करता है। योनि में गन/हाथ डालने पर पशु वेदना महसूस करती है।

चिकित्सा

1. लुगॉल्स आयोडीन 2 प्रतिशत से पेन्ट एवं 1 प्रतिशत से गर्भाशय की धुलाई करते हैं या मेट्रॉन आइ.यू. अथवा लोनेभा आइ.यू. कोई एक औषधि गर्भाशय में 5 दिनों तक देते हैं।

2. कोई एन्टीबायोटिक मॉंसपेशी में 5 दिनों तक देते हैं।
3. आरम्भिक भ्रूण हत्या से बचाव के लिए कृत्रिम गर्भाधान के 30 मिनट के बाद जेन्टामाइसिन 2 मि.ली. (80 मि.ग्रा.) या केन्सीन 250 मि.ग्रा. या मेगापेन 250 मि.ग्रा. गर्भाशय में देते हैं।
4. फिक्सो, प्रोजेनसेफ, या डूयराप्रोजेन 2 या 3 मि.ली. कृत्रिम गर्भाधान या प्राकृतिक समागम के 5 वें, 12 वें एवं 19 वें दिन मॉंसपेशी में देते हैं।
5. पौष्टिक आहार खनिज लवण मिश्रण के साथ पशु को देते हैं।

प्रोजेस्ट्रोन की कमी

प्रोजेस्ट्रोन की कमी से भ्रूण की मृत्यु हो जाती है, अतः बचाव के लिए फिक्सो, प्रोगेनसेफ, प्रोल्यूटोन डिपोट या डूयराप्रोजेन 2–3 मि.ली. कृत्रिम गर्भाधान या प्राकृतिक समागम के 5 वें, 12 वें एवं 19 वें दिन मॉंसपेशी में देते हैं।

फॉलीकुलर सिस्ट

हाथ से जॉंचने पर अण्डाशय पर एक या एक से अधिक फॉलीकुलर सिस्ट मिलता है। इसमें पशु बार–बार मदकाल में आती है।

चिकित्सा

1. सामान्य नमक को कम या बन्द कर देना चाहिए।
2. 10 से 25 ग्राम पोटाशियम आयोडाइड 5 से 7 दिनों तक 10 प्रतिशत घोल में पशु को पिलाते हैं या 2.5 प्रतिशत 10 से 50 मि.ली. शिरा मार्ग से सप्ताह में तीन सूई देते हैं।
3. रिसेप्टल या फर्टाजिल 5 मि.ली. मॉंसपेशी में एवं पुनः मद के आने पर 5 मि. ली. मॉंसपेशी में देते है। पहला सूई सिस्ट को तोड़ता है तथा दूसरा सूई बने हुए फॉलीकल्स को फोड़ता है।

कुपोषण

इसका वर्णन पूर्व में किया गया है।

□□□

अध्याय 25

उत्पादन रोग या उपापचय रोग

उत्पादन रोग या उपापचय रोग पशु में उत्पादन आरम्भ होने से चरम पर पहुँचने के समय में अधिक होता है। यह मूलतः उपचय एवं अपचय क्रियाओं में समन्वय स्थापित नहीं होने के कारण होता है। प्रसव उपरांत दुग्ध के साथ अत्यधिक मात्रा में जल, खनिज लवण (सोडियम, कैल्शियम, मैग्निशियम, क्लोराइड एवं फॉसफोरस) एवं घुलनशील कार्बनिक पदार्थ का श्राव होता है। यदि शरीर में आरक्षित उपरोक्त पदार्थ कम हो, गतिशील न हो या आहार ग्रहण, पाचन या अवशोषण में त्रुटि के कारण पशु को न मिल रहा हो और उपरोक्त पदार्थ एक निश्चित सीमा से कम हो जाये तो रोग उत्पन्न करता है। पशुओं में होने वाले प्रमुख उत्पादन रोग निम्न है –

(i) दुग्ध ज्वर – कैल्शियम आयन की कमी के कारण

(ii) कीटोसिस – शर्करा की कमी के कारण

(iii) ग्रास टिटैनी – मैग्नेशियम की कमी के कारण

(iv) प्रसव उपरांत हिमोग्लोबिनयूरिया – फॉसफोरस के कमी के कारण

(v) डाउनर काऊ सिन्ड्रोम – कैल्शियम, मैग्नेशियम एवं फॉस्फोरस की कमी के साथ–साथ अन्य कारण भी हो सकते है।

दुग्ध ज्वर

इसे प्रसव पक्षाघात, कैल्शियम की कमी या मिल्क फीवर के नाम से जाना जाता है।

परिचय

यह वयस्क मादा पशुओं में होने वाला उत्पादन रोग है जो प्रसव से 72 घंटे के अन्दर होता है। इसमें पशु में कैल्शियम आयन की कमी, माँसपेशी में दुर्बलता, रक्त परिवहन तंत्र का धरासायी होना तथा पशु में चेतना की कमी आ जाती है। इसमें शरीर का तापक्रम आरम्भ में सामान्य तथा बाद में सामान्य से कम हो जाता है।

कारण

यह मूलतः रक्त में कैल्शियम आयन की कमी के कारण होता है। पशु में कैल्शियम आयन की कमी निम्न कारण से होती है –

1. प्रसव उपरान्त कोलस्ट्रम में अत्यधिक मात्रा में कैल्शियम आयन का श्राव हो जाता है जिसकी पूर्ति आंत्र द्वारा शोशित कैल्शियम एवं हड्डी द्वारा गतिमान कैल्शियम से नहीं हो पाता है और कैल्शियम आयन की कमी हो जाती है।
2. प्रसव दौरान आंत द्वारा कैल्शियम अवशोषण में व्यवधान के कारण।
3. दीर्घकालीन मैग्नीशियम की कमी से हड्डी से कैल्शियम चलायमान नहीं हो पाता है।
4. सामान्य रूप से रक्त में कैल्शियम और फास्फोरस का स्तर 2.3:1 होता है। जब यह स्तर बिगड़ जाता है तो हाइपोकैल्शीमिया अपना स्थान ले लेता है।

लक्षण

इसके तीन अवस्था पाये जाते हैं –

प्रथम अवस्था

पशु उत्तेजित, अतिचेतन के साथ शरीर में ऐंठन, सिर एवं पाँव में कंपन, शरीर का तापक्रम सामान्य, कभी–कभी उत्तेजना के कारण तापमान में थोड़ी वृद्धि आदि लक्षण पाया जाता है। पशु चलना–फिरना पसन्द नहीं करता है। पशु खाना बंद

कर देता है। दाँत कटकटाता है एवं जीभ बाहर निकालता है। उसके पिछले पैर कड़े हो जाते है और पशु लड़खड़ाता है। पशु शीघ्र खड़ा होता है और कुछ ही मिनटों में पुनः बैठ जाता है।

दूसरी अवस्था

पशु सिर आगे खींचकर भूमि पर रख लेता है। पाँव से ऐंठन समाप्त हो जाती है तथा पशु खड़ा नहीं हो पाता है। प्रोथ शुष्क, त्वचा एवं दूरस्थ भाग ठंडा हो जाता है। आँखें शुष्क, प्यूपील फैला हुआ रहता है। हृदय गति बढ़ जाती है। पशु को कब्ज रहता है, प्रकाश के प्रति प्यूपील की संवेदना सामाप्त हो जाती है।

तृतीय अवस्था

पशु सिर मोड़कर कोख पर रख लेता हैं। पशु पाँव बाहर की ओर फैला लेता है। तापक्रम नीचे होता चला जाता है। हृदय ध्वनी सुनाई देना बन्द हो जाती है। हृदय गति 120 प्रति मिनट हो जाती है। जुगुलर शिरा को उठाना मुश्किल हो जाता है। पशु के लेटे रहने के कारण अफरा हो जाता है।

समुचित चिकित्सा के अभाव में पशु 12 से 24 घंटे में मर जाता है।

चिकित्सा

इसकी चिकित्सा के लिए कैल्शियम आयन की आपूर्ति करना है जिसके लिए कैल्शियम बोरोग्लूकोनेट शिरा में सूई से दिया जाता है इसके लिए निम्न नाम से दवा बाजार में उपलब्ध है –

1. कैल्शियम बोरोग्लूकोनेट 450 मि.ली.
2. कालबेरोल 450 मि.ली.
3. थियकल 450 मि.ली.
4. कालमेक्स 450 मि.ली.

दवा की मात्रा हल्की गाय (300–350 कि.ग्रा.) में 450 मि.ली. तथा भारी गाय में (450–490 कि.ग्रा.) में 900 मि.ली. देना उचित है। उपरोक्त में 2/3 भाग शिरा से एवं 1/3 मात्रा अधोत्वचीय देना चाहिए। शिरा में दवा धीरे–धीरे देना चाहिए। धीरे कहने का तात्पर्य यह है कि आई.भी. सेट में दवा की बूंद गिरता दिखना चाहिए। कभी भी दवा धार के रूप में नहीं चढ़ाना चाहिए अन्यथा हृदय रूकने से मृत्यु हो सकती है।

कीटोसिस

यह रोमान्थी पशु में कार्बोहाइड्रेट एवं उड़नशील वसीय अम्ल के उपापचय में व्यवधान होने से होता है। इसमें रक्त एवं पेशाब में कीटोन बॉडी पाया जाता है। साथ ही रक्त में ग्लूकोज का स्तर गिर जाता है एवं यकृत में ग्लाइकोजेन की मात्रा कम हो जाती है। यह रोग गाय–भैंसों में होता है।

कारण

जब शरीर को ग्लूकोज एवं ग्लाईकोजन की आपूर्ति भोजन एवं उपापचय के द्वारा नहीं हो पाती है तो शरीर में ग्लूकोज एवं ग्लाइकोजेन की कमी हो जाती है। इस स्थिति में वसा से ऊर्जा की प्राप्ति होती है तथा कीटोन बॉडी का निमार्ण होता है। एक सीमा से अधिक होने पर कीटोसिस रोग हो जाता है। शरीर में ग्लूकोज एवं ग्लाइकोजेन की कमी होने के मुख्यतः पाँच कारण हैं जिसके आधार पर कीटोसिस को पाँच प्रकार में बाँटा गया है –

1. उत्पादक कीटोसिस या प्रारंभिक कीटोसिस
2. द्वितियक कीटोसिस
3. आहारीय कीटोसिस
4. वर्तय कीटोसिस
5. विशिष्ट खनिज लवण के अभाव से होने वाला कीटोसिस

1. उत्पादक कीटोसिस

यह उन गायों में होता है जो शरीर से मजबूत, अत्यधिक दुधारू तथा जिसके खान–पान का स्तर अच्छा होता है। विशेषकर गर्भकाल में इससे शरीर के उपापचय में गड़बडी उत्पन्न हो जाती है और कीटोसिस हो जाता है।

2. द्वितीयक कीटोसिस

इसमें दूसरे रोग जैसे – एवोमेजल डिस्प्लेसमेंट, ट्रॉमेटीक रेटीकुलाइटिस, थनैला, मेट्राइटिस आदि के कारण पशु की भूख मन्द हो जाती है तथा कीटोसिस हो जाता है।

3. आहारीय कीटोसिस

यह साइलेज में अधिक मात्रा में ब्यूटारेट के उपलब्ध होने के कारण होता है।

4. वर्तय कीटोसिस

यह उन पशुओं में होता है जिन्हें निम्न कोटी का चारा खिलाया जाता है। पशु का शारीरिक गठन खराब होता है।

5. विशिष्ट खनिज लवण

जैसे कोबाल्ट तथा फास्फोरस के अभाव से प्रोपायोनिक अम्ल का ट्रायकार्बोक्सिलिक अम्ल चक्र में उपापचय नहीं हो पाता है तथा कीटोसिस हो जाता है।

प्रीडिसपोजिंग कारक

1. पशु को जाड़े एवं बसंत ऋतु में अधिक समय गौशाला के अंदर रखा जाय।
2. जिस पशु का विसुखने का समय अधिक लम्बा हो तथा पशु के शरीर पर अधिक चर्बी चढ़ गई हो एवं जिस पशु के दुग्ध ज्वर या जर नहीं गिरा हो।
3. गर्भकाल के अंत में अत्यधिक उच्च गुणवत्ता वाले आहार का देना।
4. जिस गाय को जुड़वाँ बच्चा हुआ हो।

लक्षण

पशुओं में इसके दो रूप पाये जाते हैं–

1. जीर्ण रूप
2. तंत्रीका रूप

1. जीर्ण रूप

भूख एवं दुग्ध उत्पादन में कमी आ जाती है, पशु अनाज खाना पहले छोड़ता है, फिर साइलेज खाना छोड़ता है, लेकिन 'हे', पुआल, भूसा खाता रहता है। पशु का स्वास्थ्य धीरे–धीरे गिरता जाता है। पशु जब खड़ा रहता है तो कमर टेढ़ी हो जाती है। पशु का शरीर भार गिरता जाता है और खाने की कमी से पशु लकड़ी के समान दिखता है। गोबर कड़ा, शुष्क और म्यूकस मिला आता है। पशु घूमने, खाने और अन्त में उठने में असमर्थ हो जाता है। तापमान आरम्भ में सामान्य लेकिन रोग के अंत में हाइपोग्लाइसेमिया के कारण सामान्य से नीचे हो जाता है। दुग्ध तथा साँस में कीटोन जैसा गंध का अनुभव होता है।

तंत्रिका रूप

यह एकाएक होता है। पशु वृत्त में घूमने लगता है, सिर को दीवार पर धकेलता है। सिर को खींचकर या झुकाकर छाती पर रखता है। अंधा जैसा अकारण घूमता है, अनाज चाटता है, भूख मंद हो जाती है लेकिन जुगाली करता है।

उपचार

1. रिन्टोज 500–2000 मि.ली. बड़े पशुओं में तथा 100–200 मि.ली. छोटे पशुओं को शिरा द्वारा दिया जाता है।
2. दूसरे दिन से प्रोपाइलीन ग्लाइकॉल या ग्लीसरीन 225 ग्राम दिन में दो बार 2 दिनों तक, उसके उपरांत 110 ग्राम प्रतिदिन चौथे एवं पाँचवे दिन देते हैं।
3. बहुत मोटे पशु या जिसके जुड़वाँ बच्चा हो, उसके लिये ट्रीनोबोलोन एसीटेट (भेवीनॉल) 60 से 120 मि.ग्रा. का एक सूई काफी लाभप्रद है।
4. डेक्सामिथासोन 10 मि.ली. माँसपेशी में देना चाहिए।
5. विशिष्ट खनिज जैसे कोबाल्ट, फॉस्फोरस की सूई रोग के अनुसार दिया जा सकता है।

ग्रास टिटैनी

विवध नाम

इसे हाइपोमैग्निसिमिया, टिटैनी, व्हीट पास्टर प्वाइजनिंग (गेहूँ चारागाह विष) आदि नाम से जाना जाता है।

परिचय

यह रोमान्थी पशुओं का अत्यधिक प्राणघातक रोग है जिसमें बलकारक ऐंठन, कंपकपी और चेतना शून्य हो जाती है एवं श्वसन तंत्र के व्यवधान से मृत्यु हो जाती है। पशुओं के जो वत्स केवल दुग्ध पर रहता है उसमें यह अधिक होता है।

कारण

मैग्निशियम के कमी के कारण यह रोग होता है। मैग्निशियम की कमी पशुओं में निम्न कारणों से हो सकती है –

1. खाद पूर्ण (अमोनीया खाद) अति समृद्ध चारागाह, पौधे में मैग्निशियम के अवशोषण को घटाता है। ऐसे चारा खाने से पशु में मैग्निशियम का अन्तःग्रहण कम होता है। फिर रूमेन में यह घास पहुँचता है तो अमोनिया आयन अधिक होने के कारण मैग्निशियम कम अवशोषण होता है।
2. यदि आहार में प्रोटीन की मात्रा अधिक होती है तो रूमेन में अमोनिया अधिक बनता है जो मैग्निशियम अवशोषण को कम करता है।
3. यदि आहार में पोटाशियम की मात्रा अधिक होती है तो मैग्नीशियम का अवशोषण कम होता है।
4. यदि दुधारू पशु किसी कारण से खाना छोड़ देता है तो मैग्निशियम का अन्तःग्रहण नहीं होता है।
5. रोमान्थी में मैग्निशियम का चलायमान अधिक नहीं होने के कारण इसकी नित्य दिन आवश्यकता होती है। यदि दुधारू पशु किसी कारणवश खाना छोड देता है तो मैग्निशियम का अन्तःग्रहण नहीं होता है। अतः मैग्निशियम की कमी हो जाती है।
6. दुग्ध में मैग्निशियम की सान्द्रता कम होने के कारण 50 कि.ग्रा. शारीर भार से अधिक भार वाले वत्स की मैग्निशियम की आपूर्ति दुग्ध पीने से नहीं होती है और वत्स रोगग्रस्त हो जाता है। मैग्निशियम की कमी से होने वाले रोग को वत्स में होल मिल्क टिटैनी कहते हैं।
7. जाड़े के ऋतु में पशु कुप्रबंधन की स्थिति में कम खाना खाता है तथा तनाव के कारण मूत्र द्वारा मैग्निशियम का उत्सर्जन अधिक मात्रा में होता है। फलस्वरूप पशु इस रोग से ग्रसित हो जाता है।

लक्षण

तीव्र रूप

चारागाह में पशु चरते–चरते अचानक चरना बंद कर देता है। पशु अधिक चौकन्ना एवं कष्ट में दिखता है। कान और माँसपेशियों में ऐंठन, पशु अत्यधिक उत्तेजित, थोड़ा छेड़ने पर दौड़ पड़ता है एवं चिल्लाता है, पशु लड़खड़ाता है, पैर में ऐंठन, पशु गिर पड़ता है एवं उठने में असमर्थ हो जाता है। पशु में कंपन के दौरान ओपीसथेटोनस, नीस्टैगमस, मुँह से झाग निकलना आदि होता है। दौरा के बीच पशु शांत रहता है, शरीर का तापमान 104^0–105^0 फा. हो जाता है। नाड़ी एवं

श्वसन की गति बढ़ जाती है। हृदय की धड़कन काफी बढ़ जाने के कारण दूर से सुनी जा सकती है। चिकित्सा के अभाव में पशु ½ से 1 घंटे में मर जाता है।

कम तीव्र रूप

इसमें रोग 3–4 दिनों में धीरे–धीरे परिलक्षित होता है। पशु के चेहरे की अभिव्यक्ति कुछ–कुछ जंगली दिखाई देती है। पशु अपने सिर को ऊपर और आगे की ओर इस तरह ले जाता है जैसे रम्भाना हो। पिछले पैर की पेशियों एवं पूँछ में मन्द ऐंठन एवं संकुचन होता है। पशु का भूख एवं दुग्ध उत्पादन मन्द पड़ जाता है। पशु तुरन्त–तुरन्त थोड़ी मात्रा में मल मूत्र त्याग करता है। थोड़े बिक्षोभ से कंपन का दौरा पड़ता है। पशु थोड़े दिन में मन्द रूप से तीव्र रूप वाले लक्षण में आ जाता है।

जीर्ण रूप

इसमें पशु सुस्त, प्यासा और असामान्य अरूचि दर्शाता है। इसके अलावा कोई लक्षण नहीं दिखाता है।

बछड़ों में इस रोग में संज्ञा विहीन चिहुकना एवं ऐंठन के लक्षण मिलते हैं। बछड़ा चिल्लाकर अचानक मर जाता है।

चिकित्सा

इसमें निम्न में से कोई औषधि 450 मि.ली. बड़े पशुओं में तथा 200 मि.ली. छोटे पशुओं में शिरा द्वारा दिया जाता है।

1. मिफेक्स
2. मिफकल
3. कालमेग
4. कैलसीमैग
5. कैल्शियम मैगेनिशियम बोरोग्लूकोनेट

उपरोक्त उपचार के बाद बड़े पशु को 100 ग्रा. एवं बछड़ों को 25 ग्राम मैग्निशियम ऑक्साइड प्रतिदिन 7 दिनों तक खिलाया जाता है।

प्रसव उपरांत हिमोग्लोबिन्यूरिया

परिचय

यह अत्यधिक दुग्ध उत्पादन वाले पशु में होने वाला रोग है जो प्रसव के तुरंत बाद होता है। इसमें शिरा के अंदर लाल रक्त कण का विखण्डन होता है। इसमें मूत्र में हिमोग्लोबिन आता है और पशु में रक्ताल्पता हो जाता है।

कारण

फॉस्फोरस की कमी के कारण यह रोग पशुओं में होता है। क्रुसीफेरी परिवार के कुछ पैाधों के खिलाने से फॉस्फोरस की कमी हो जाती है। इसके अलावा यदि पशु को सूखा चारा पर पूरक आहार के बिना रखा जाये तो रोग होने की संभावना बढ़ जाती है। भैंस गर्मी के दिनों में तीसरी से चौथी ब्यॉंत की हो तो प्रसव उपरांत इस रोग की होने की संभावना अधिक होती है। गर्भकाल के अंत में फीटस के द्वारा अधिक फॉस्फोरस की आवश्यकता एवं गर्मी से उत्पन्न तनाव के कारण फॉस्फोरस की मात्रा कम हो जाती है और इससे यह रोग गर्भकाल के अंत में होता है।

लक्षण

कम तीव्र रूप

पशु का मूत्र लाल हो जाता है। पशु 21 घंटे तक सामान्य रूप से आहार एवं दुग्ध उत्पादन करता है।

तीव्र रूप

मूत्र हीमोग्लोविन रहने के कारण लाल रंग का हो जाता है। पशु खाना छोड़ देता है एवं अचानक निर्बल हो जाता है। तुरंत निर्जलीकरण विकसित हो जाता है। श्लेष्मा झिल्ली पीली पड़ जाती है। शरीर का तापक्रम 103^0–104^0 फा. हो जाता है। अन्त में पाण्डु हो जाता है। 3–5 दिन में पशु शक्तिहीन होकर गिर पड़ता है। कभी–कभी पूँछ का सिरा, कान तथा खुर गिर जाता है तथा कुछ देर में पशु मर जाता है। जो पशु बच जाता है, धीरे–धीरे 21 दिनों में स्वस्थ हो जाता है लेकिन कुलषित भूख का लक्षण दिखता है।

चिकित्सा

1. सोडियम एसिड फॉस्फेट 60–80 ग्राम शिरा द्वारा 20 प्रतिशत विलेय 5 प्रतिशत डेस्ट्रोज में मिलाकर 3–5 दिनों तक देते हैं।

2. एस्कॉर्बिक एसिड 5 ग्राम सूई द्वारा देते हैं।
3. फेरीटास 7 मि.ली. माँसपेशी में 1 दिन छोड़कर एक बार 5 दिनों तक।
4. खनिज लवण 30 ग्राम प्रतिदिन देना चाहिए।

डाउनर्स काऊसिन्ड्रोम

यह दुधारू गाय विशेषकर हॉलस्टेन फ्रीजियन में होने वाला रोग है।

इसमें पशु प्रसव के पहले या बाद में बैठ जाता है, उठने में असमर्थ हो जाता है। इसमें पैर की नसें एवं पसलियाँ क्षतिग्रस्त हो जाती है।

कारण

इसके कारण स्पष्ट नहीं हैं, लेकिन चिकित्सकीय आधार पर कई कारण हो सकते हैं। संभवतः यह दुग्ध ज्वर का कॉम्लीकेशन है।

1. उपापचयी अनियमितता जैसे रक्त में कैल्शियम, फॉस्फोरस एवं मैग्निशियम की कमी।
2. पेशियों में आघात से।
3. नसों के क्षतिग्रस्त होने से।
4. रक्त प्रवाह में विष की उपस्थिति से जैसे सेप्टीक थनैला में।
5. पाँव की हड्डी टूट जाने या कूल्हे के खिसकने से।

लक्षण

पशु चुस्त और दुरूस्त प्रतीत होता है लेकिन खड़े होने की कोशिश करने के उपरांत भी खड़ा होने में असमर्थ होता है। पशु आहार एवं जुगाली सामान्य रूप से करता है। शरीर का तापक्रम सामान्य रहता है पर अंत में तापमान सामान्य से नीचे आ जाता है। यदि पशु को सहायता देकर उठाया जाये तो पशु शरीर का भार पिछले पैर पर नहीं देता है। इसमें एक या दोनों पैर प्रभावित हो सकते है। यदि रोग गंभीर ना हो तो 2 से 4 दिनों में पशु खड़ा हो जाता है। यदि पशु 8 से 10 दिनों तक नहीं खड़ा हो पाता है तो वह अधिकतर मायोकारडाइटीस या सेप्टीसिमिया के कारण मर जाता है। वैसे कुछ पशु 2 से 3 सप्ताह के बाद भी खड़े हो जाते है।

चिकित्सा

कोई विशिष्ट चिकित्सा नहीं है।

1. कैल्शियम बोरोग्लूकोनेट 450–900 मि.ली. शिरा द्वारा दें।
2. नसों को ताकत देने वाली दवा जैसे न्यूरोवियोन, ट्राइरेडीसोल एच–1000, वेटन्यूरीन, न्यूरोकाइन्ड प्लस 15 मि.ली. माँसपेशी में 7 दिनों तक देना चाहिए।
3. प्रभावित अंगो की सिकाई करना चाहिए।
4. पशु का करवट बदलते रहना चाहिए।

□□□